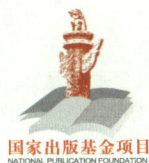

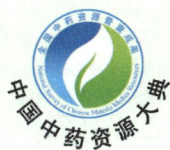

国家出版基金项目
NATIONAL PUBLICATION FOUNDATION

中国中药资源大典
——中药材系列

中药材生产加工适宜技术丛书
中药材产业扶贫计划

U0741416

赤芍生产加工适宜技术

总 主 编　黄璐琦

主　　编　张春红　李旻辉

中国医药科技出版社

内 容 提 要

《中药材生产加工适宜技术丛书》以全国第四次中药资源普查工作为抓手，系统整理我国中药材栽培加工的传统及特色技术，旨在科学指导、普及中药材种植及产地加工，规范中药材种植产业。本书为赤芍生产加工适宜技术，包括：概述、赤芍药用资源、赤芍栽培技术、赤芍特色适宜技术、赤芍药材质量评价、赤芍现代研究与应用等内容。本书适合中药种植户及中药材生产加工企业参考使用。

图书在版编目（CIP）数据

赤芍生产加工适宜技术 / 张春红，李旻辉主编 . — 北京：中国医药科技出版社，2017.11

（中国中药资源大典 . 中药材系列 . 中药材生产加工适宜技术丛书）

ISBN 978-7-5067-9516-6

Ⅰ . ①赤⋯ Ⅱ . ①张⋯ ②李⋯ Ⅲ . ①赤芍—中药加工 Ⅳ . ① R282.71

中国版本图书馆 CIP 数据核字（2017）第 201522 号

美术编辑　陈君杞
版式设计　锋尚设计

出版　中国医药科技出版社
地址　北京市海淀区文慧园北路甲 22 号
邮编　100082
电话　发行：010-62227427　邮购：010-62236938
网址　www.cmstp.com
规格　710×1000mm　$^{1}/_{16}$
印张　$7^{1}/_{2}$
字数　71 千字
版次　2017 年 11 月第 1 版
印次　2017 年 11 月第 1 次印刷
印刷　北京盛通印刷股份有限公司
经销　全国各地新华书店
书号　ISBN 978-7-5067-9516-6
定价　21.00 元

中药材生产加工适宜技术丛书

—— 编委会 ——

总 主 编 黄璐琦

副 主 编 （按姓氏笔画排序）

王晓琴	王惠珍	韦荣昌	韦树根	左应梅	叩根来
白吉庆	吕惠珍	朱田田	乔永刚	刘根喜	闫敬来
江维克	李石清	李青苗	李旻辉	李晓琳	杨 野
杨天梅	杨太新	杨绍兵	杨美权	杨维泽	肖承鸿
吴 萍	张 美	张 强	张水寒	张亚玉	张金渝
张春红	张春椿	陈乃富	陈铁柱	陈清平	陈随清
范世明	范慧艳	周 涛	郑玉光	赵云生	赵军宁
胡 平	胡本详	俞 冰	袁 强	晋 玲	贾守宁
夏燕莉	郭兰萍	郭俊霞	葛淑俊	温春秀	谢晓亮
蔡子平	滕训辉	瞿显友			

编 委 （按姓氏笔画排序）

王利丽	付金娥	刘大会	刘灵娣	刘峰华	刘爱朋
许 亮	严 辉	苏秀红	杜 弢	李 锋	李万明
李军茹	李效贤	李隆云	杨 光	杨晶凡	汪 娟
张 娜	张 婷	张小波	张水利	张顺捷	陈清平
林树坤	周先建	赵 峰	胡忠庆	钟 灿	黄雪彦
彭 励	韩邦兴	程 蒙	谢 景	谢小龙	雷振宏

学术秘书 程 蒙

本书编委会

主　　编　　张春红　李旻辉

编写人员　（按姓氏笔画排序）

于建国（赤峰荣兴堂药业有限责任公司）

邓　清（盛博生态科技农业发展有限公司）

白小荣（内蒙古科技大学包头医学院）

任　凯（内蒙古科技大学包头医学院）

毕亚琼（内蒙古自治区中医药研究所）

那木汗（内蒙古科技大学包头医学院）

李旻辉（内蒙古自治区中医药研究所）

李紫岩（内蒙古科技大学包头医学院）

张　宇（内蒙古自治区中医药研究所）

张春红（内蒙古科技大学包头医学院）

张毅强（内蒙古科技大学包头医学院）

陈光明（内蒙古绰源林业局）

哈斯巴特尔（内蒙古阿拉善盟蒙医医院）

贾　翙（盛博生态科技农业发展有限公司）

徐建平（内蒙古科技大学包头医学院）

韩奇亨（内蒙古科技大学包头医学院）

序

我国是最早开始药用植物人工栽培的国家，中药材使用栽培历史悠久。目前，中药材生产技术较为成熟的品种有200余种。我国劳动人民在长期实践中积累了丰富的中药种植管理经验，形成了一系列实用、有特色的栽培加工方法。这些源于民间、简单实用的中药材生产加工适宜技术，被药农广泛接受。这些技术多为实践中的有效经验，经过长期实践，兼具经济性和可操作性，也带有鲜明的地方特色，是中药资源发展的宝贵财富和有力支撑。

基层中药材生产加工适宜技术也存在技术水平、操作规范、生产效果参差不齐问题，研究基础也较薄弱；受限于信息渠道相对闭塞，技术交流和推广不广泛，效率和效益也不很高。这些问题导致许多中药材生产加工技术只在较小范围内使用，不利于价值发挥，也不利于技术提升。因此，中药材生产加工适宜技术的收集、汇总工作显得更加重要，并且需要搭建沟通、传播平台，引入科研力量，结合现代科学技术手段，开展适宜技术研究论证与开发升级，在此基础上进行推广，使其优势技术得到充分的发挥与应用。

《中药材生产加工适宜技术》系列丛书正是在这样的背景下组织编撰的。该书以我院中药资源中心专家为主体，他们以中药资源动态监测信息和技术服务体系的工作为基础，编写整理了百余种常用大宗中药材的生产加工适宜技术。全书从中药材的种植、采收、加工等方面进行介绍，指导中药材生产，旨在促进中药资源的可持续发展，提高中药资源利用效率，保护生物多样性和生态环境，推进生态文明建设。

丛书的出版有利于促进中药种植技术的提升，对改善中药材的生产方式，促进中药资源产业发展，促进中药材规范化种植，提升中药材质量具有指导意义。本书适合中药栽培专业学生及基层药农阅读，也希望编写组广泛听取吸纳药农宝贵经验，不断丰富技术内容。

书将付梓，先睹为悦，谨以上言，以斯充序。

中国中医科学院 院长

中 国 工 程 院 院 士　　张伯礼

丁酉秋于东直门

总 前 言

　　中药材是中医药事业传承和发展的物质基础，是关系国计民生的战略性资源。中药材保护和发展得到了党中央、国务院的高度重视，一系列促进中药材发展的法律规划的颁布，如《中华人民共和国中医药法》的颁布，为野生资源保护和中药材规范化种植养殖提供了法律依据；《中医药发展战略规划纲要（2016—2030年）》提出推进"中药材规范化种植养殖"战略布局；《中药材保护和发展规划（2015—2020年）》对我国中药材资源保护和中药材产业发展进行了全面部署。

　　中药材生产和加工是中药产业发展的"第一关"，对保证中药供给和质量安全起着最为关键的作用。影响中药材质量的问题也最为复杂，存在种源、环境因子、种植技术、加工工艺等多个环节影响，是我国中医药管理的重点和难点。多数中药材规模化种植历史不超过30年，所积累的生产经验和研究资料严重不足。中药材科学种植还需要大量的研究和长期的实践。

　　中药材质量上存在特殊性，不能单纯考虑产量问题，不能简单复制农业经验。中药材生产必须强调道地药材，需要优良的品种遗传，特定的生态环境条件和适宜的栽培加工技术。为了推动中药材生产现代化，我与我的团队承担了农业部现代农业产业技术体系"中药材产业技术体系"建设任务。结合国家中医药管理局建立的全国中药资源动态监测体系，致力于收集、整理中药材生产加工适宜技术。这些适宜技术限于信息沟通渠道闭塞，并未能得到很好的推广和应用。

本丛书在第四次全国中药资源普查试点工作的基础下，历时三年，从药用资源分布、栽培技术、特色适宜技术、药材质量、现代应用与研究五个方面系统收集、整理了近百个品种全国范围内二十年来的生产加工适宜技术。这些适宜技术多源于基层，简单实用、被老百姓广泛接受，且经过长期实践、能够充分利用土地或其他资源。一些适宜技术尤其适用于经济欠发达的偏远地区和生态脆弱区的中药材栽培，这些地方农民收入来源较少，适宜技术推广有助于该地区实现精准扶贫。一些适宜技术提供了中药材生产的机械化解决方案，或者解决珍稀濒危资源繁育问题，为中药资源绿色可持续发展提供技术支持。

本套丛书以品种分册，参与编写的作者均为第四次全国中药资源普查中各省中药原料质量监测和技术服务中心的主任或一线专家、具有丰富种植经验的中药农业专家。在编写过程中，专家们查阅大量文献资料结合普查及自身经验，几经会议讨论，数易其稿。书稿完成后，我们又组织药用植物专家、农学家对书中所涉及植物分类检索表、农业病虫害及用药等内容进行审核确定，最终形成《中药材生产加工适宜技术》系列丛书。

在此，感谢各承担单位和审稿专家严谨、认真的工作，使得本套丛书最终付梓。希望本套丛书的出版，能对正在进行中药农业生产的地区及从业人员，有一些切实的参考价值；对规范和建立统一的中药材种植、采收、加工及检验的质量标准有一点实际的推动。

2017年11月24日

3

前　言

　　赤芍为我国传统常用中药材，需求量较大，野生赤芍在我国主要分布于内蒙古、东北三省、河北、陕西及甘肃等地，其中内蒙古东部的多伦及其周边一直被认为是赤芍的道地产区和主产区之一。近年来随着世界范围崇尚自然，追求绿色健康，赤芍药材的需求量也在逐年激增，由于赤芍自身的生物学特性，自然繁殖速度较慢，加之连年无序采挖，造成野生资源日趋枯竭，目前野生赤芍储量已不足20世纪80年代的1/10（全国第四次中药资源普查结果），供应缺口加大，库存空虚，致使赤芍价格逐年攀升。由于市场的引导和国家、地方政府政策的支持鼓励，在内蒙古、黑龙江等地赤芍人工栽培产业发展迅速，仅内蒙古东部栽培面积可达10万亩以上。为了更好地发展赤芍栽培及其相关产业，将目前生产实践中的赤芍适宜生产加工技术加以推广，在国家出版基金的支持下，由内蒙古科技大学包头医学院、内蒙古自治区中医药研究所、赤峰荣兴堂药业有限责任公司、盛博生态科技农业发展有限公司和内蒙古绰源林业局等单位工作人员共同编写《赤芍生产加工适宜技术》，望能给广大读者一点启发和借鉴。

　　本书共分为6部分（第一章到第六章）：第一章为概述，总体介绍本书中赤芍药材所涉及的内容；第二章为赤芍药用资源，主要叙述赤芍药材的基原植物形态特征及分类检索、生物学特性、地理分布、生态适宜分布区域和适宜种植区域；第三章为赤芍的栽培技术，具体包括产区介绍、赤芍的种子种苗繁育前处理、选地整地、播种或育苗、田间管理、病虫害防治及采收与产地加工技术；第四章为赤芍特色适宜技术，主要包括主产区内适合各地小气候的一些独特技术环节；第五章为赤芍药材质量，主要叙述赤芍的本草考证和道地沿革、2015年版《中国药典》一部中对赤芍的规定、目前产地市场和全国主要药材市场上赤芍药材的商品规格等级和混伪品鉴别情况；第六章为赤芍的现代研究与应用，主要叙述近年来国内外学者对赤芍化学成分、药理作用的研究成果以及目前赤芍在医药、食品、化妆品等领域的应用状况。此外，为了方便广大读者对本书的理解，我们以列表的形式对文中的术语进行了阐述解释。

为与观赏芍药栽培加工技术相区别而体现其药用价值，在本书中赤芍药材和其基原植物芍药均称为"赤芍"。本书中赤芍人工栽培种源选择上是指以野生芍药种子（或芽头）为直接种源或其后代为种源，要注意与观赏芍药种源加以区分，以保证药材的品质和其道地性。本书中所涉及的赤芍栽培与加工技术主要来自全国第四次中药资源普查中对赤芍的野生药材、栽培药材的普查数据，辅以相关文献并进行整理分析，目的是将资源普查结果进行成果转化，更好地指导生产实践，发展赤芍药材产业。

本书主要面向中药材种植基层技术人员和种植农户，编写选材时力求贴近生产实际，多收载实用技术，少叙述基础理论和相关机制；语言表述上尽量做到通俗易懂，但是介于编者水平有限，书中难免有不妥之处，望广大读者谅解。

本书中收载的赤芍栽培加工及相关技术，只起借鉴和指导作用，在实际生产中还应该因地制宜，切莫教条盲从。

最后，提醒广大药材种植户一点，中药材种植是阳光产业，但是也是高风险产业，在种植前一定要考察周详，先小规模试验，再扩大规模，避免盲从而造成不必要的损失。

编者

2017年4月

目　录

第1章　概述 1

第2章　赤芍药用资源 5
　第一节　赤芍基原植物形态特征及分类检索 6
　第二节　赤芍生物学特性 12
　　一、生长规律 12
　　二、生物学特性 14
　第三节　赤芍的地理分布及产地变迁 20
　第四节　赤芍生态适宜分布区域与适宜种植区域 21

第3章　赤芍栽培技术 27
　第一节　内蒙古赤峰及周边产区栽培技术 30
　　一、产区概况 30
　　二、栽培技术 31
　　三、田间管理 36
　　四、病虫害防治 37
　第二节　大兴安岭及其周边产区栽培技术 43
　　一、产区概况 43
　　二、栽培技术 45
　　三、田间管理 48
　　四、病虫害防治 50
　第三节　采收与产地加工技术 51
　　一、采收 51
　　二、产地初加工 52

第4章　赤芍特色适宜技术 55
　　一、赤芍-农作物间作种植技术 56
　　二、赤芍林下生态栽培技术 58
　　三、赤芍地膜覆盖栽培技术 60

第5章　赤芍药材质量评价 63
　　第一节　本草考证与道地沿革 64
　　第二节　药典标准-赤芍 67
　　第三节　赤芍的混伪品鉴别与商品规格等级 70
　　　　一、赤芍的混伪品鉴别 71
　　　　二、赤芍的商品规格等级 72

第6章　赤芍现代研究与应用 77
　　第一节　赤芍的化学成分 78
　　　　一、萜类及其苷 79
　　　　二、挥发油 80
　　　　三、鞣质 81
　　　　四、芳香酸类 82
　　　　五、儿茶素类 82
　　　　六、花青素类 82
　　　　七、其他 83
　　第二节　赤芍的药理功效 83
　　　　一、对心血管系统的作用 83
　　　　二、对肝脏的作用 85
　　　　三、对肿瘤细胞的作用 86
　　　　四、对神经系统的作用 87
　　　　五、对胃肠系统的作用 89
　　　　六、对血液系统的作用 89
　　　　七、对氧化应激反应的作用 89
　　　　八、对炎症介质的作用 90
　　　　九、对内毒素的作用 91

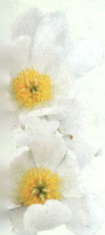

第三节　赤芍的应用 91
　一、医药领域的开发利用 91
　二、食品、保健食品的开发利用 92
　三、化妆品的开发利用 93
　四、植物源农药、兽药的开发利用 94
　五、其他 96

附　录 101

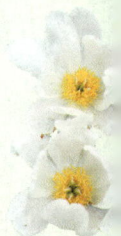

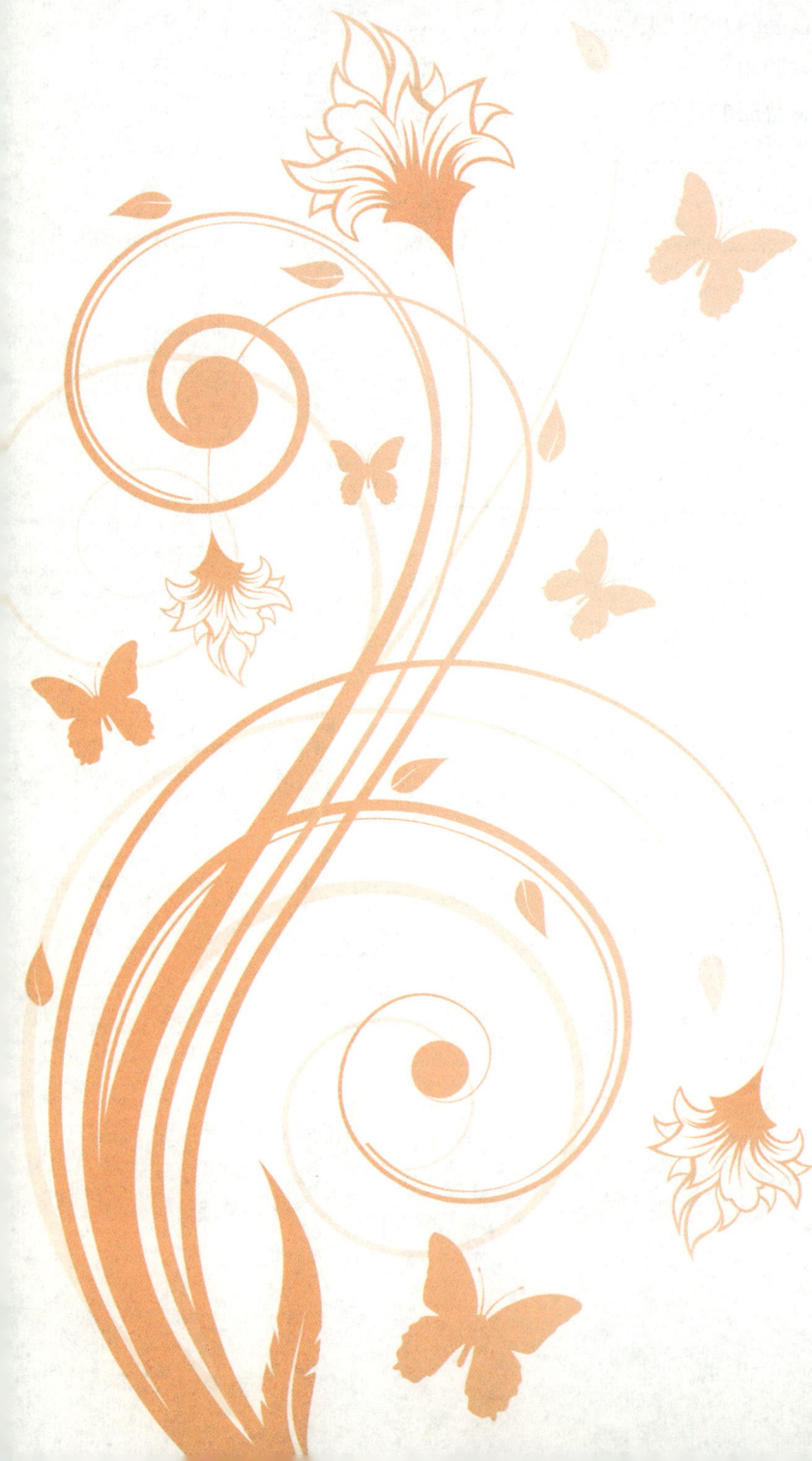

第1章

概　述

赤芍最早在《神农本草经》中已有记载，列为中品。性微寒，味苦，归肝经，具有清热凉血，散瘀止痛等功效，用于温毒发斑、吐血衄血、目赤肿痛、肝郁胁痛、经闭痛经、跌打损伤等。赤芍化学成分复杂，主要包括萜类及其苷、黄酮及其苷、鞣质类、挥发油类等，其中萜类及其苷是主要成分和主要有效成分。现代药理学研究，赤芍有保护神经和心脏的作用、抗肿瘤、抗氧化、保护肝脏等多种药理作用，在现代临床上主要用于治疗肝炎、心血管系统、跌打损伤等疾病。目前除在医疗领域有广泛应用之外，赤芍在食品、保健品、化妆品、植物源农药兽药、园林绿化等方面也崭露头角，有着不可估量的开发潜力。

赤芍应用历史悠久，是我国传统大宗药材，在我国传统医学领域占有重要地位，年需求量约2000吨。1985年以前，各版《中国药典》收载的药材赤芍均为芍药的干燥根，从1990年版至2015年版《中国药典》，赤芍的基原植物除了芍药外增加了川赤芍，但在全国第四次中药资源普查中调查发现，目前市场上赤芍药材以及赤芍的人工栽培均以芍药为主，在有些地方野生的草赤芍（*P.obovata* Maxim.）、美丽赤芍（*P.mairei* levl）和新疆赤芍（也称狭叶赤芍）（*P.anomala* L）等的根也作赤芍用。赤芍为喜光照，耐旱的多年生草本，花期5～6月，果期6～8月，野生赤芍在我国主要分布于内蒙古、东北三省、河北、陕西及甘肃等地，其中内蒙古东部的多伦及其周边一直被认为是赤芍的道地产区和主产区之一。适宜区划研究表明，内蒙古东北部地区、黑龙江中西部、辽宁西南部以及山东东部地区最适宜赤芍的人工种植，除山东外其余与赤芍传统主产区相吻合，也是目前人工栽培的主要产区。

除了上述关于赤芍资源、分布、质量评价、现代研究等知识外，本书还收载了赤芍主产区赤峰及其周边、大兴安岭及其周边的赤芍栽培生产加工技术，包括产区介绍、栽培技术（选地、整地、种子处理、播种育苗、大田移栽、田间管理、病虫害防治、采收加工等环节），并总结分析了其中的特色适宜技术环节或技术要点，旨在把全国第四次资源普查中关于赤芍生产加工方面的成果进行转化，更好地指导生产实践，发展赤芍药材产业。

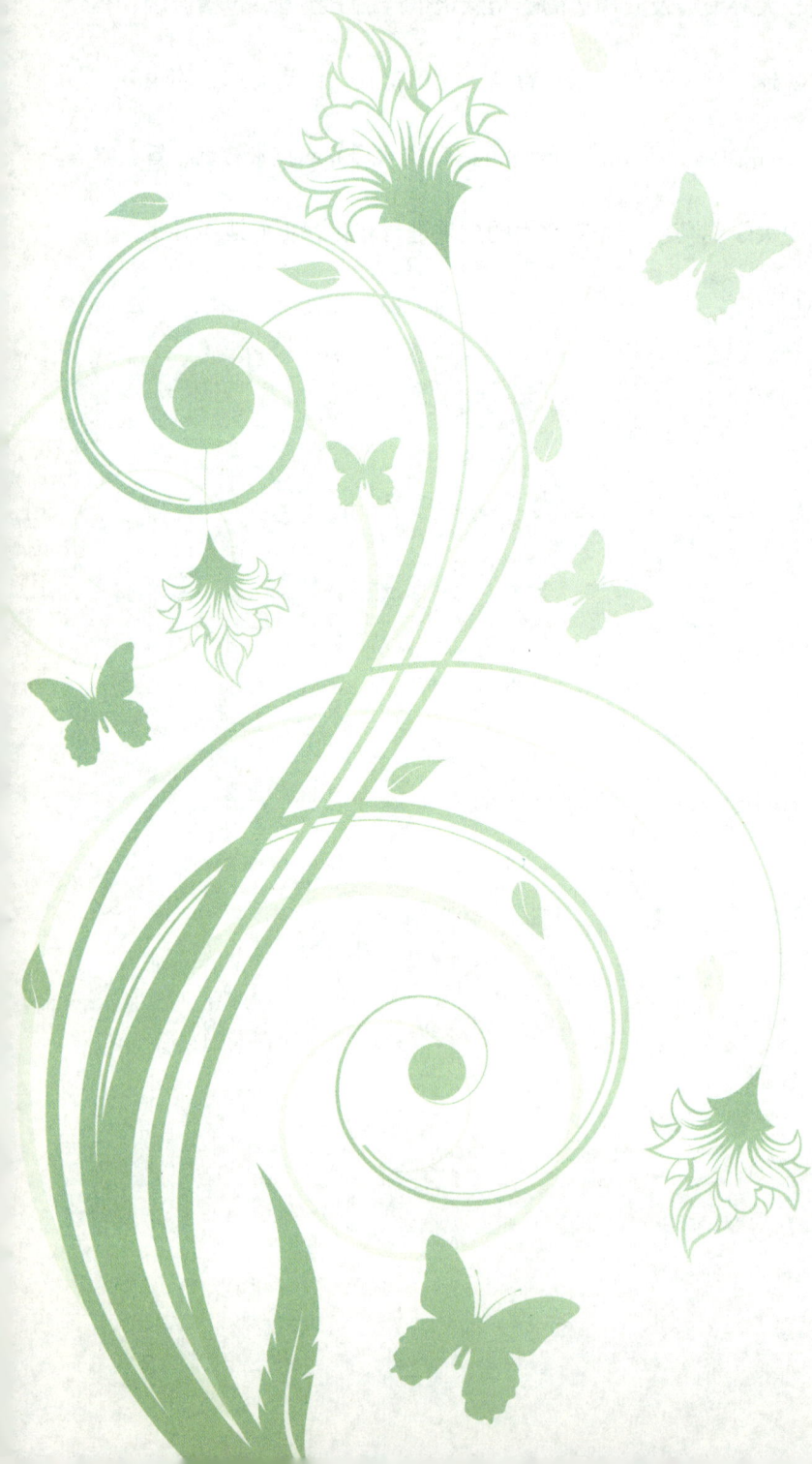

第2章

赤芍药用资源

第一节 赤芍基原植物形态特征及分类检索

根据《中国植物志》第27卷，芍药和川赤芍的植物形态特征和分类检索如下。

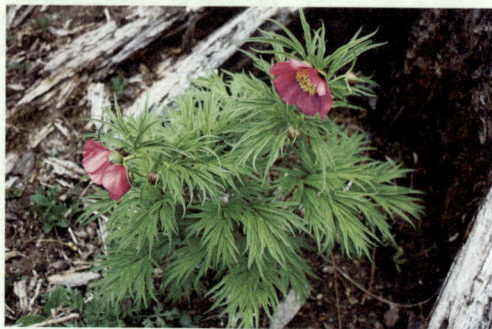

图2-1 野生芍药的生长环境

芍药 *P.lactiflora* Pall.为多年生草本。根粗壮，分枝黑褐色。茎高40～70cm，无毛。下部茎生叶为二回三出复叶，上部茎生叶为三出复叶；小叶狭卵形，椭圆形或披针形，顶端渐尖，基部楔形或偏斜，边缘具白色骨质细齿，两面无毛，背面沿叶脉疏生短柔毛。花数朵，生茎顶和叶腋，有时仅顶端一朵开放，而近顶端叶腋处有发育不好的花芽，直径8～11.5cm；苞片4～5，披针形，大小不等；萼片4，宽卵形或近圆形，长1～1.5cm，宽1～1.7cm；花瓣9～13，倒卵形，长3.5～6cm，宽1.5～4.5cm，白色，有时基部具深紫色斑块；花丝长0.7～1.2cm，黄色；花盘浅杯状，包裹心皮基部，顶端裂片钝圆；心皮4～5（～2），无毛。蓇葖长2.5～3cm，直径1.2～1.5cm，顶端具喙。花期5～6月；果期8月。

川赤芍 *P.veitchii* Lynch.为多年生草本。根圆柱形，直径1.5～2cm。茎高30～80cm，少有1m以上，无毛。叶为二回三出复叶，叶片轮廓宽卵形，长7.5～20cm；小叶成羽状分裂，裂片窄披针形至披针形，宽4～16mm，顶端渐尖，

6

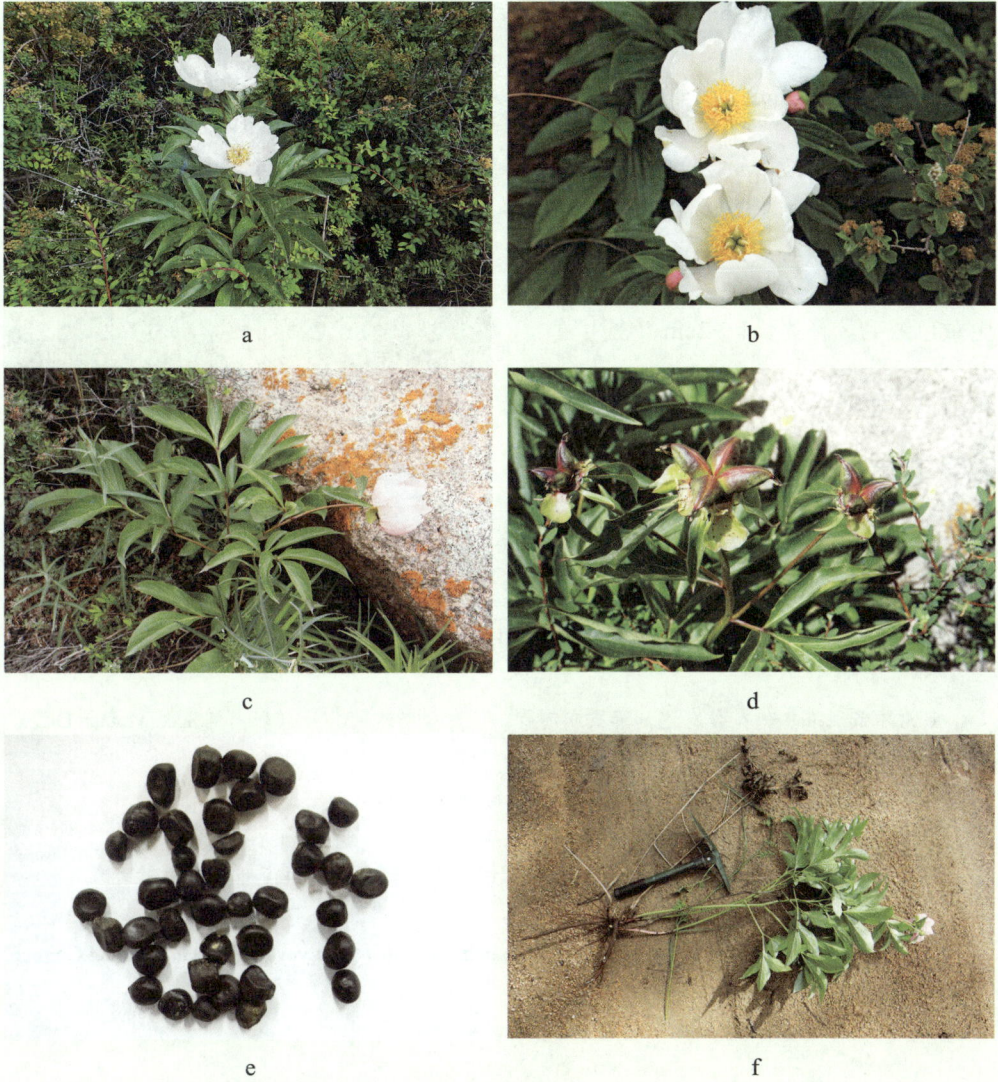

图2-2　野生芍药
a 植株　b 芍药花　c 叶子　d 果实　e 种子　f 全草

全缘，表面深绿色，沿叶脉疏生短柔毛，背面淡绿色，无毛；叶柄长3～9cm。花

2～4朵，生茎顶端及叶腋，有时仅顶端一朵开放，而叶腋有发育不好的花芽，直径

4.2～10cm；苞片2～3，分裂或不裂，披针形，大小不等；萼片4，宽卵形，长1.7cm，

宽1～1.4cm；花瓣6～9，倒卵形，长3～4cm，宽1.5～3cm，紫红色或粉红色；花丝长5～10mm；花盘肉质，仅包裹心皮基部；心皮2～3（～5），密生黄色绒毛。蓇葖长1～2cm，密生黄色绒毛。花期5～6月，果期7月。

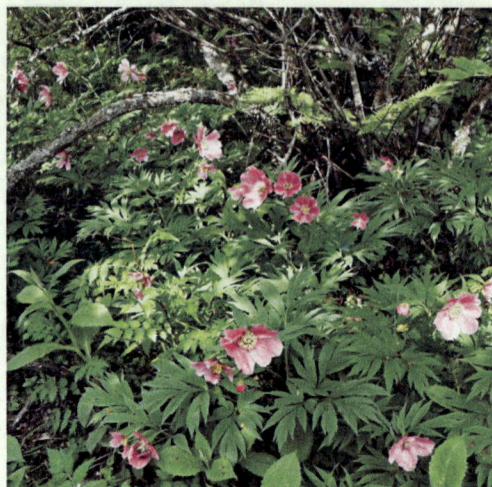

图2-3　川赤芍的生长环境

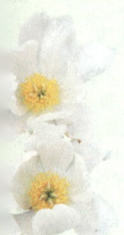

赤芍基原植物及其近缘植物分类检索表

1 灌木或亚灌木；花盘发达，革质或肉质，包裹心皮达1/3以上（牡丹组Sect. Moutan DC.）。

　2 当年生枝生有几朵花；花盘肉质，仅包裹心皮下部。

　　3 花黄色，有时基部紫红色或边缘紫红色（云南、四川西南部、西藏东南部）……

　　　　……… 黄牡丹*Paeonia delavayi* Franch. var. lutea (Delavay ex Franch.) Finet et Gagnep.

　　3 花紫色、红色。

　　　4 叶的小裂片披针形至长圆状披针形，宽0.7～2cm（云南西北部、四川西南部、

　　　　西藏东南）…………………………………… 野牡丹*Paeonia delavayi* Franch.

　　　4 叶的裂片线状披针形或狭披针形，宽4～7mm（四川西部）………………

　　　　………………… 狭叶牡丹*Paeonia delavayi* Franch. var. angustiloba Rehd. et Wils.

　2 单花着生于当年生枝的顶端；花盘革质，包裹心皮达1/2以上。

5 心皮无毛，革质花盘包裹心皮1/2～2/3；小叶片长2.5～4.5cm，宽1.2～2cm，分裂、裂

片细（四川西北部）···

··········· 四川牡丹*Paeonia decomposita* Hand.-Mazz. subsp. decomposita Hand.-Mazz.

5 心皮密生淡黄色柔毛，革质花盘全包住心皮；小叶片长4.5～8cm，宽2.5～7cm，不裂

或分裂。

6 花瓣内面基部具深紫色斑块；顶生小叶通常不裂，稀3裂（四川北部、甘肃南部、陕西

南部）··············· 紫斑牡丹*Paeonia suffruticosa* Andr. var. papaveracea (Andr.) Kerner

6 花瓣内面基部无紫色斑块；顶生小叶3裂，侧生小叶不裂或3～4浅裂。

7 叶轴和叶柄均无毛；顶生小叶3裂至中部，侧生小叶不裂或3～4浅裂（原产陕西，

栽培植物）······························· 牡丹*Paeonia suffruticosa* Andr.

7 叶轴和叶柄均生短柔毛；顶生小叶3深裂，裂片再浅裂（陕西）···············

··········· 矮牡丹*Paeonia jishanensis* T. Hong et W. Z. Zhao

1 多年生草本；花盘不发达，肉质，仅包裹心皮基部（芍药组Sect. Paeon DC.）。

8 小叶不分裂。

9 单花顶生；叶全缘；常为野生种。

10 小叶长圆状卵形至长圆状倒卵形，顶端尾状渐尖，两面无毛（云南东北部、贵

州西部、四川中南部、甘肃南部、陕西南部）··· 美丽芍药*Paeonia mairei* Lévl.

10 小叶倒卵形或宽椭圆形，顶端短尖，无毛或有毛。

11 小叶背面无毛，有时沿叶脉生疏柔毛（四川东部、贵州、湖南西部、江西、

浙江、安徽、湖北、河南西北部、陕西南部、宁夏南部、山西、河北、东北）……………………………… 草芍药 *Paeonia obovata* Maxim.

11 小叶背面密生长柔毛或绒毛（四川东北部、甘肃南部、陕西南部、湖北西部、河南、安徽）……… 毛叶草芍药 *Paeonia obovata* subsp. **willmottiae (Stapf) D. Y. Hong et K. Y. Pan**

9 花常为数朵，但有时仅顶生的发育开放；小叶狭卵形、椭圆形或披针形，边缘具骨质细齿。

12 心皮无毛；花白色、红色，单瓣或重瓣（东北、华北、陕西及甘肃南部）……………………………………………………………… 芍药 *Paeonia lactiflora* Pall.

12 心皮密生柔毛；花白色，多为重瓣（东北、河北、山西及内蒙古东部）……………………………… 毛果芍药 *Paeonia lactiflora* Pall. var. **trichocarpa (Bunge) Stern**

8 小叶分裂。

13 小叶仅顶生一枚3裂，侧生小叶不裂或不等2裂狭长圆形至长圆状披针形，长9～13cm，宽1.2～3cm，无毛；心皮有毛或无毛；花白色。

14 花通常盛开3朵；心皮密生淡黄色糙伏毛；果皮成熟时不反卷（西藏南部）……………………………… 多花芍药 *Paeonia emodi* Wall. *ex* Royle

14 花通常盛开1朵；心皮无毛；果成熟时果皮反卷（西藏东南部）……………………………… 白花芍药 *Paeonia sterniana* Fletcher

13 小叶多裂，裂片再分裂，窄披针形至披针形，长3.5～10cm，宽0.4～1.7cm；沿叶脉有毛或无毛，心皮密生黄色绒毛，稀无毛；花红色。

15 根分枝，分枝圆柱形；花常为数朵，但有时仅顶生一朵发育开放，其它的保持花芽

状态，或为单花顶生。

16 花数朵，顶生和腋生，有时仅顶生一朵发育开放。

17　心皮无毛（四川西北部、甘肃南部）···

·········· 光果赤芍*Paeonia anomala* L. subsp. veitchii (Lynch) D. Y. Hong et K. Y. Pan

17　心皮密生黄色绒毛。

18　叶背面叶脉、叶柄及萼片内面均无毛（西藏东部、四川、青海东部、甘肃及

陕西南部）····························· 川赤芍*Paeonia veitchii* Lynch

18　叶背面叶脉、叶柄及萼片内面均具短硬毛（四川、甘肃南部）·················

············· 毛赤芍*Peaonia veitchii* Lynch var. woodwardii (Stapf ex Cox) Stern

16　单花顶生。

19　心皮3（～2），密生黄褐色柔毛（四川西北部、甘肃、陕西、山西）···········

················· 单花赤芍*Paeonia veitchii* var. uniflora K. Y. Pan

19　心皮4～5，无毛（新疆北部）···

··········· 新疆芍药*Paeonia anomala* L. subsp. anomala L.

15 块根纺锤形或近球形；单花顶生。

20　心皮2（3～5），无毛（新疆西北部）··············· 窄叶芍药*Paeonia anomala* L.

20　心皮3（～2），密被黄色柔毛（新疆西北部）·································

················· 块根芍药*Paeonia intermedia* C. A. Mey.

11

第二节 赤芍生物学特性

赤芍，多年生草本植株，无毛。茎直立，上部分枝。根肥大，为纺锤形或圆柱形，黑褐色。花期5～6月，果期6～8月。赤芍喜光照，耐旱。赤芍植株在一年当中，会随着气候节律的变化，而产生阶段性的发育变化。主要表现为生长期和休眠期的交替变化。其中，以休眠期的春化阶段和生长期的光照阶段最为关键。赤芍的春化阶段，要求0℃低温下，经过40天左右才能完成，然后，混合芽方可萌动生长。赤芍属长日照植物，花芽需要在长日照下发育开花，混合芽萌发后，若光照时间不足或是在短日照条件下，通常只长叶不开花或开花异常。其生长环境和生长周期决定了赤芍的生物学特性。目前对赤芍的生长规律和生物学特性研究较少，本节就目前的研究现状简单介绍如下。

一、生长规律

赤芍喜肥、耐干旱怕涝，宜生长在土层深厚肥沃、疏松且排水良好的砂质壤土。赤芍是长日照植物，在阳光充足处生长最好，但是夏季酷热对赤芍生长不利，在秋冬短日照季节分化花芽，在春天长日照下开花。盛花期为5月，花期5～6天，种子8～9月成熟[2]。

（一）光照

赤芍是长日照植物，需长期光照充足，但在轻度阴蔽下也可以正常发育。但若过度阴蔽会引起赤芍植株徒长，导致生长衰弱、开花不良甚至不能开花。赤芍在秋冬短日照季节分化花芽，花蕾的发育和开花均需在长日照下进行，若日照时间仅有8～9小时，会导致赤芍叶片生长加快、花蕾发育迟缓、不能开花或者开花稀疏。

（二）温度

赤芍喜温耐寒，适应性较强，在我国北方地区可以露地栽培。在黑龙江北部嫩江县一带年生长期仅为120天、冬季极端最低温度为-46.5℃条件下，仍能露地越冬，且能正常生长开花。夏天适宜凉爽气候，但也较耐热，在温度高达42℃条件下也能够安全越夏。

（三）水分

赤芍性喜地势高敞、较为干燥的环境，不需要经常灌溉。但若当年雨水不足，尤其是春季开花前缺少水分，常使赤芍开花瘦小，花色不艳。不耐水涝，积水6～10小时即导致烂根，因此，低湿地区不易种植赤芍。

（四）土壤

赤芍是深根性植物，要求土层深厚。肉质根粗壮，喜疏松而且排水良好的砂质壤土，但在黏土和沙土中生长较差。如土壤的含水量较高、排水不畅，容易引起赤芍烂根。土壤以中性或微酸性为宜，盐碱地不宜种植赤芍。生长期可以适当增施磷钾肥，以促使枝叶生长茁壮，但应注意肥料含氮量也不可过高，以防枝叶徒长。忌连作，多年连续栽种赤芍易导致根系活动范围内的某些营养元素缺乏，同时，根系在生长过程中分泌的有机酸和有毒、有害物质的连年积累，会致使根系受害或生长

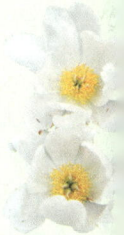

不良。科学合理的轮作制度可结合分株繁殖3～5年进行一次，常与菊科或豆科植物等轮作[3, 4]。

生长习性：生长于海拔1300～2800m的山坡、路边或水边或灌木丛中及疏林下。

二、生物学特性

（一）种子的生物学特性

1. 形态特性

赤芍种子由胚珠发育而来，其胚珠主要由珠心及包被在外的珠被构成[5]。种子为长圆状卵形，顶端略呈截形，表面红褐色，种毛白色绢质，长6.3～8.5mm，宽5.0～8.5mm。

2. 休眠与萌发特性

种子休眠是指凡具有活力又处于适宜的萌发条件下而不发芽的种子所处的状态，种子休眠的原因大致可归为两大类：由胚和种皮引起的休眠[6]。赤芍种子休眠的原因较为复杂，上述两种主要原因外还有种子内含有的内源抑制物质的影响；其休眠

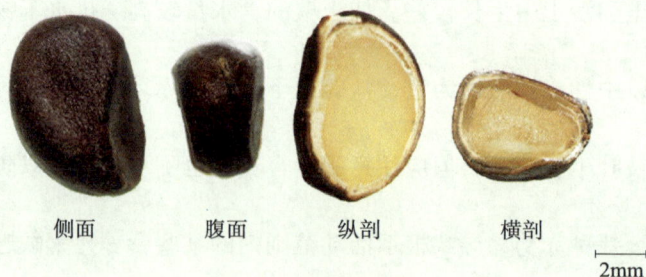

侧面　　　腹面　　　纵剖　　　横剖

2mm

图2-4　赤芍种子解剖图

的破除方法较多，下面就其休眠的主要原因和破除方法进行简单阐述。

（1）种子休眠的原因

①种皮因素　种皮的透水和透气性是影响赤芍种子萌发的重要因素。赤芍种子的休眠特性是由于种皮机械障碍及外胚乳的约束力所造成的，通过对种子进行机械破皮处理，可提高发芽率。

②胚因素　赤芍具有典型的上下胚轴双重休眠的特性，其中上胚轴的休眠较为深，在种子萌发的过程中常表现出萌发缓慢、发芽率低和发芽不整齐等现象。通过研究表明，打破上下胚轴休眠所需要的程序和温度条件截然不同，主要表现为暖温下生根，低温后长芽。即秋季降温时下胚轴伸长，长出胚根，经过冬季低温后，上胚轴休眠被破除，春季升温后胚芽出土萌发再者，种子八成熟时采取发芽率高，并需要贮藏于潮湿的环境中[7]。

（2）种子破休眠　目前研究发现，破除种子休眠技术的方法主要有物理方法、化学方法、生物方法。物理方法包括温度处理、射线、机械处理、超声波处理和干燥后热、电场处理和层积处理；化学处理包括激素处理、有机化学药物处理和无机化学药剂处理。赤芍种子休眠是综合休眠型，因此，需要综合方法来破除休眠。目前，赤芍破眠技术还较有限，常用以下几种方法：

①物理方法

机械破皮　研究表明，种皮机械障碍及外胚乳约束力作用是造成赤芍种子休眠的原因之一，机械破皮，有利于提高赤芍种壳的通透性，消除种皮的阻碍作用，加

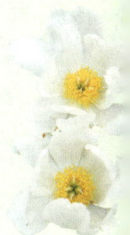

速赤芍种子萌发。用3～4倍砂子混合后轻捣或轻碾，即可划破赤芍种皮，促进赤芍种子胚根的生长[8]。

层积变温处理　将赤芍种子与砂土（砂子的含水量标准为手握成团不滴水，松手一触即散的程度）。混合后，在25℃恒温30天后再变为15℃恒温90天，生根率到达66%，无霉烂现象且胚根发育质量最好。并且当此处理的种子在根长为3～4cm时再分别用赤霉素（GA3）100mg/kg处理24小时，则再需25天左右即开始发芽出土[9]。

②化学方法

激素处理　化学试剂主要包括植物激素、无机化学药剂和有机化学药剂等。目前研究中，最常用的化学试剂为赤霉素（GA3），一般公认GA3能够取代低温使种子通过生理后熟期。实验结果表明，经过GA3处理后在15天左右打破赤芍种子下胚轴的休眠，使其生根。随着GA3的浓度及作用时间的增加，对种子的促进作用先升高，后略有降低，其中，以500mg/L的GA3处理12小时对促进赤芍种子萌发生根的效果最好[10,11]。

无机化学药剂处理　常用药剂有无机酸类，如硫酸、氟化氢等；无机盐类如钠盐、钾盐；强碱、一氧化氮和过氧化物等[12]。硫酸具有腐蚀性、酸性、氧化性等性质，利用硫酸的腐蚀性对赤芍种皮进行破除机械束缚，但是会腐蚀到种胚，使种子失去活力，研究表明，80%硫酸处理2分钟的效果最好，赤芍种子生根率最高，霉烂率最低。

③其他处理

酸处理　处理前先用清水选种，把漂浮在上面的种子除去。使用浓H_2SO_4浸泡3

分钟，然后砂和种子按3∶1埋于湿砂中，砂的湿度为砂子最大持水量的50%（手握成团不滴水，松手一触即散），保持湿度，常温存放，一个月后，发根率在68.67%，可以保证绝大多数的种子发根。发根后，恒温3～5℃低温处理一个月，再于15℃恒温下培养，20天左右即可全部发芽，于清明前后播种。

温水浸泡　在播种前60～80天，将种子用40℃温水浸泡24小时，然后用1份种子与5份细砂拌匀放在容器里，置入低温处进行层积处理，于清明前后播种。

露地播种"处暑"即可育苗　在整好的地块上，先除去表面干土，用湿土做成66cm宽的高畦，畦间相隔26～33cm。在距畦边10cm的畦面内，撒播种子。6～10cm播撒一粒，粒上覆土3cm。如土干应立即浇水，以保持土壤湿润。20天即可扎根，但不出苗。越冬前要浇一次越冬水。第2年开春解冻后，即可出苗。

（二）赤芍的形态解剖生物学特性

1. 赤芍野生品的药材形态特征

根呈圆柱形，稍弯曲，长7～40cm，直径0.3～1.9cm。表面颜色不同产地表现出不同，大致分为淡棕褐色、淡黄褐色、灰棕色、黑棕色、黄棕色5种；粗糙，有纵沟及皱纹，并有须根痕及横向凸起的皮孔，有的外皮易剥落。质硬而脆，易折断。断面颜色有粉白色，棕色、黄白色、棕褐色等多种颜色，皮部窄，木部放射状纹理明显。气微香，味微苦、酸涩。

多伦产赤芍根较其他产地药材略直而长，长15.7～39.4cm，直径0.42～1.92cm。表面淡棕褐色，多具有细密且排列紧密的纵沟纹，横向凸起的皮孔明显，外皮较易

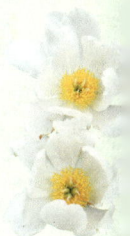

剥落。断面多粉白色，少见有裂隙。西丰、凤城产赤芍药材性状与其他产地不同，根略呈圆锥状或扁圆柱形，断面棕色，纤维性较强[13]。

2. 赤芍栽培品主要药材性状

根呈圆锥状，皮部与木部结合紧密，外皮较平滑，不具或具有较浅的纵沟纹，凸起的皮孔明显，多见须根痕，外皮不易剥落。质地坚实，不易折断，断面平坦，细腻，不具裂隙，木射线木部放射状纹理不明显。气微，味微苦、酸涩。不同地域栽培的赤芍，气味略有不同，如亳州产的气味较弱。

（三）赤芍的生殖生物学特性

1. 开花习性

赤芍的花芽为混合花芽，开花时既开花又抽枝展叶，开花后，逐步进入花芽生理分化期。最早6月份（山东）可观察到正在发育的花芽，此后花芽继续发育，直到11月份（山东）植株进入休眠阶段，打破休眠后需要适中的温度进行花发育，如果温度较高则会导致花粉败育[8]。

赤芍花期5～6月，开花阶段的划分：将蕾期至枯萎期划分为6个发育时期：露色期、绽口期、初开期、半开期、盛开期和衰败期，萼片开裂，外层花瓣露出，萼片移于花蕾中下部，花蕾变软；外层花瓣外移，内层花瓣露出，萼片下翻，花蕾呈蓬松状；外层花瓣展开，向内多层花瓣松散，内层花瓣仍然合拢；多层花瓣展开，内层花瓣松开，露出花心；内层花瓣展开，雄蕊完全露出；外层花瓣失水，花粉成熟散落[14, 15]。

2. 花粉粒活力

（1）花粉形态　正常花粉粒的赤道面观呈长矩圆形，花粉粒的两极大多数呈平截形，极少数为圆弧形和圆尖形等。花粉粒赤道轴和极轴分别在 25μm 和 50μm 附近波动，极轴长平均为 42.2μm（31.5～51.3μm）；赤道轴长平均为 27.2μm（18.1～32.9μm）。极轴和赤道轴的比值也大致都在 2 左右波动：单瓣型极轴和赤道轴的比值摆对较小，在 1.5 左右，花粉粒的形状与其他几种相比较圆。花粉粒的表面具网状或小孔状纹饰，网孔的大小不一致，且网孔直径均从赤道轴到两极逐渐呈递减，大部分网纹较平滑，少数较粗糙[16]。

（2）花粉活力　植物花粉的活力与寿命因物种不同及环境条件不同而有所差异，赤芍野生植株的花粉活力在开花 7 天内均较高，在栽培赤芍的重瓣花植株在开花后第二天会有所下降，单瓣花植株比重瓣花植株的花粉活力持续时间较长，而且，在开花后第三天开始下降，这有可能和野生赤芍植株适应生境有一定关系[17]。不同花型的花粉活力也存在一定差异，从花的形态上看，雄蕊的形态与花粉的育性有密切关系，雄蕊正常的花粉生活力高，而瓣化的雄蕊花粉生活力弱[18]。

（3）寿命与储藏特性　温度和相对湿度是影响赤芍花粉萌发力的重要因素，一般情况下，温度越低，赤芍花粉贮藏寿命越长，大概是因为高温增强了花粉的内部呼吸强度，从而导致花粉营养枯竭。在超低温（-86℃）下贮藏，赤芍花粉的代谢活动几乎等于零，因此，使其长期贮藏成为可能。在一定范围内，相对湿度与赤芍花粉的贮藏寿命也呈负相关性，其原因可能是相对湿度低可以使花粉代谢受到抑制，

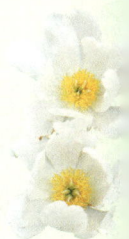

并使酶的活性减弱，降低呼吸作用，从而使赤芍花粉贮藏寿命延长。通常，4℃条件下，赤芍花粉的安全储藏期在90天左右[19]。

第三节　赤芍的地理分布及产地变迁

野生赤芍主要生于海拔高度480～2300m的山地和石质丘陵的灌丛、林缘、山地草甸及草甸草原群落中，为旱中生植物。我国野生赤芍分布较广，据《中国植物志》（1979）[20]的记载："芍药自然分布区在我国东北、华北、陕西及甘肃南部，在华北分布于海拔480～1000m的山坡草地林下，其他各省分布于海拔1000～2300m的山坡草地"，其中东北包括内蒙古东部（呼伦贝尔、兴安盟、通辽、赤峰和锡林郭勒）、黑龙江、吉林、辽宁地区；华北地区包括内蒙古中部、山西、河北、北京和天津。之后经过20世纪80年代潘开玉[21, 22]、2005年至2010年简在友等人[21, 23]实地调查和走访调查中发现：在四川、宁夏等地也有少量野生赤芍资源的分布。

据市场调查和文献考证，赤芍主产区为内蒙古东部、东北三省及河北等地。20世纪80年代之前，赤芍野生资源丰富，赤芍传统道地产区多伦县附近随处可见赤芍花盛开，河北围场朝阳湾地区一个药农一天可采挖100kg以上。在20世纪90年代之前，由于野生芍药资源的保护没有得到足够的重视，滥采乱挖现象十分严重，同时生长环境的变迁，造成赤芍赖以生存的环境遭到严重破坏，赤芍产量连年锐减，然而市场需求量在逐年增加，出现了赤芍药材供不应求的现象。据不完全统计，20

世纪末全国野生赤芍产量约为20 000吨，其中内蒙古产赤芍达6000吨，东北三省7000～8000吨，其他产地为6000～7000吨。进入21世纪，全国赤芍产量已锐降至8500吨，其中东北三省降至3500吨，内蒙古降至2000吨，其他产地降至3000吨，降幅在50%左右。到2012年再降至3000吨，降幅为21世纪初的65%。市场需求量已由2000年的1000～1200吨，增长到2012年的7800吨。供需缺口由2009年的2000吨，2010年缺口扩大至3000吨，2012年缺口已扩大至4800吨，拉升赤芍价格大幅上涨，2009年上涨至16～20元/千克，2017年已升至38～40元/千克。

据第四次全国中药资源普查结果发现，广大山区、草原野生赤芍资源过度采挖现象十分严重，赤芍野生资源主产地城市方圆200公里之内的赤芍被挖得几乎绝迹，只是在内蒙古人烟稀少的牧区和远山区尚有部分资源残存，产量已不足20世纪80年代赤芍产量的十分之一，而内蒙古、黑龙江、甘肃、陕西等地已禁止上山采挖野生赤芍，野生赤芍资源略有恢复。近年来，在内蒙古东北部、大兴安岭及其周边等地区陆续开展了赤芍的人工栽培，目前已初具规模。

第四节　赤芍生态适宜分布区域与适宜种植区域

中药材适宜性区划主要是以中药资源及其所在的自然环境为研究对象，以中药资源、道地药材和生态学的相关理论为依据，研究药用植物资源所在地自然条件的空间分布规律，并按照自然条件对中药材生长的影响程度对其进行科学的区域划分，

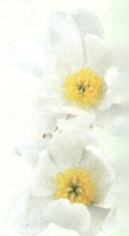

为开展人工引种、栽培、选址提供参考和依据。赤芍属多年生植物，随着全球范围内赤芍药材用量的不断增长，野生赤芍资源日趋贫乏。根据黄璐琦等人的研究表明，赤芍药材的分布、产量及质量变异都与地理环境变异有着直接的关系，因此需要对赤芍进行生态适宜性区划，来探究赤芍资源的适生性区域分布范围[24]。

作为空间信息分析核心技术的地理信息系统（GIS），利用其强大的空间信息分析和管理能力，不但使空间信息分析进入一个全新的时代，而且也已成为当今空间信息分析的必备手段[25]。以赤芍为研究对象，通过文献调研以及走访和实地调查，利用GIS技术和最大信息熵模型对赤芍进行适宜性区划研究，找出影响赤芍适宜性分布的主要生态因子以及最适合生长的区域，以此寻求缓解赤芍需求和资源、环境保护之间的矛盾，同时为区域发展特色名贵中药道地药材可持续性发展奠定基础，提供第一手资料，加快中药开发研究步伐，推进中药现代化进程。

通过软件并结合环境因子的影响综合整理，将赤芍的适宜性分布区域等级划分成以下3个等级：

1. 最适宜区域

最适宜种植赤芍的区域主要包括内蒙古东北部地区（主要分布在兴和、多伦、牙克石市、牛营子、科尔沁右翼前旗、鄂伦春、牙克石、阿荣旗、额尔古纳地区），黑龙江中西部（主要分布在伊春、萝北、宁安、密山、嫩江地区）、吉林中西部（汪清、桦甸地区）、辽宁西南部（凤城、岫岩、辽阳地区）以及山东东部地区（如临沂、莱阳地区）。其中内蒙古的东北部、黑吉辽三省的区域属于赤芍资源传统的分布区域，并与赤芍主产区相吻合，通过模拟还发现了山东东部地区的环境也适合赤芍种植。上述这些地区属温带大陆性季风气候，海拔较高，降雨量多在400mm以上，年日照时数多在3000小时左右。太阳辐射较强，土壤多为黑钙土、棕壤土、栗钙土和高山灰色森林土，非常适合栽培赤芍生长。

2. 较适宜区域

较适宜种植赤芍的区域包括除上述最适宜地区外的内蒙古东北大部分地区、黑吉辽东三省大部分地区、河北北部地区、陕西北部地区、宁夏南部地区、山西大部分地区和甘肃南部地区。内蒙古自治区和黑龙江、吉林、辽宁、河北、山西、陕西、甘肃各省区域被包含在我国赤芍的主分布区域内，但不是赤芍的主产区，宁夏地区则不在赤芍的主分布区域内。上述较适宜种植赤芍的区域面积比较大，分布广，多属温带大陆性季风气候和寒温带湿润季风气候区，年平均气温较低，降雨量相对丰沛，土壤多为腐殖质土、黑土、棕壤土、黑钙土、暗棕壤土和高山灰色森林土，比较适合赤芍栽培生长。

3. 不适宜区域

根据众多史料文献记载来看，历史上在四川地区和陕西南部地区也有零星的野生赤芍资源分布，但并不是赤芍的主要产区，从环境等因素角度多重分析，这些区域是相对不适宜种植赤芍的。

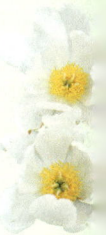

参考文献

［1］简在友，王文全，俞敬波．赤芍野生资源调查及可持续利用技术途径探讨［J］．中国现代中药，2010，12（5）：10-11．

［2］赵文琦，季兰．种子休眠与解除机理的研究进展［J］．山西农业科学，2017，45（03）：477-481．

［3］陈敏，杨平，路蕊娥，等．种子休眠原因，调控及破除休眠措施探究［J］．种子科技，2017，35（2）：86-86．

［4］孙晓梅，李敏，周文强，等．不同处理对解除芍药种子下胚轴休眠的影响［J］．种子，2015，34（11）：68-69．

［5］张松荣，唐红军，何小弟，等．芍药繁殖器官形态特征观察研究［J］．中国花卉园艺，2009，（08）：82-84．

［6］王兴胜．芍药生物学特性及栽培要点［J］．农村科技，2010，11：59．

［7］张国栋，魏建欣，徐梅，等．芍药栽培与繁育研究［J］．园艺与种苗，2014，9：14-18．

［8］刘玉梅．观赏芍药生态习性及栽培技术研究进展［J］．安徽农业科学，2008，36（12）：4965-4967．

［9］陶新宇，杨海兰，李莉．芍药种子萌发特性的研究［J］．赤峰学院学报（自然科学版），2005，21（6）：13．

［10］冯学锋．赤芍药材资源与质量评价研究概况［C］．中医药学术发展大会论文集，2005．

［11］孙晓梅，李敏，周文强，等．不同处理对解除芍药种子下胚轴休眠的影响［J］．种子，2015，34（11）：68-69．

［12］张远兵，刘爱荣，张雪平．不同贮藏方法及激素，稀土等对牡丹种子发芽及幼苗生长的影响［J］．种子，2005，24（8）：16-20．

［13］王莹，胡宝忠．芍药（PaeoniaL.）生物学特性研究进展［J］．东北农业大学学报，2004，36（6）：759-763．

［14］成仿云，高水平，于晓南．芍药花蕾成熟及开花的阶段划分与形态类型［J］．园艺学报，2009，36（4）：611-613．

［15］王荣花，刘雅莉，李嘉瑞．不同发育阶段牡丹和芍药切花开花生理特性的研究［J］．园艺学报，2005，32（5）：861-865．

［16］金飚，何小弟，吴建华，等．芍药花粉的形态特征及其与品种演化的关系［J］．江苏农业学报，2005，21（1）：63-68．

［17］红雨，刘强，韩岚．芍药花粉活力和柱头可授性的研究［J］．广西植物，2003，23（1）：90-92．

［18］赵明，张松荣，仇道奎，等．不同花型芍药的花粉生活力测定和比较研究［J］．江苏农业科学，2009，1：177-178．

［19］施江，辛莉，高敏，等．三种贮藏温度条件下芍药花粉的储藏特性［J］．河南科技大学学报：自然
　　　科学版，2008，29（6）：60-62．

［20］中国科学院中国植物志编辑委员会．中国植物志［M］．北京：科学出版社，1979：27．

［21］潘开玉．芍药科分布格局及其形成的分析［J］．植物分类学报，1995，33（4）：340．

［22］杨纯瑜．中国芍药属药用植物资源［J］．中药材，1991，14（12）：42-45．

［23］方前波．中国芍药属芍药组的分类，分布与药用［J］．现代中药研究与实践，2004，18（3）：
　　　28-30．

［24］黄璐琦，王敏．赤、白芍药的划分与地域分布的相关性探讨［J］．中国中药杂志，1998，23（4）：
　　　204-205．

［25］李越，姚霞，李振华，等．3S 技术在药用植物资源领域中的应用现状［J］．中国实验方剂学杂志，
　　　2014，20（5）：228-233．

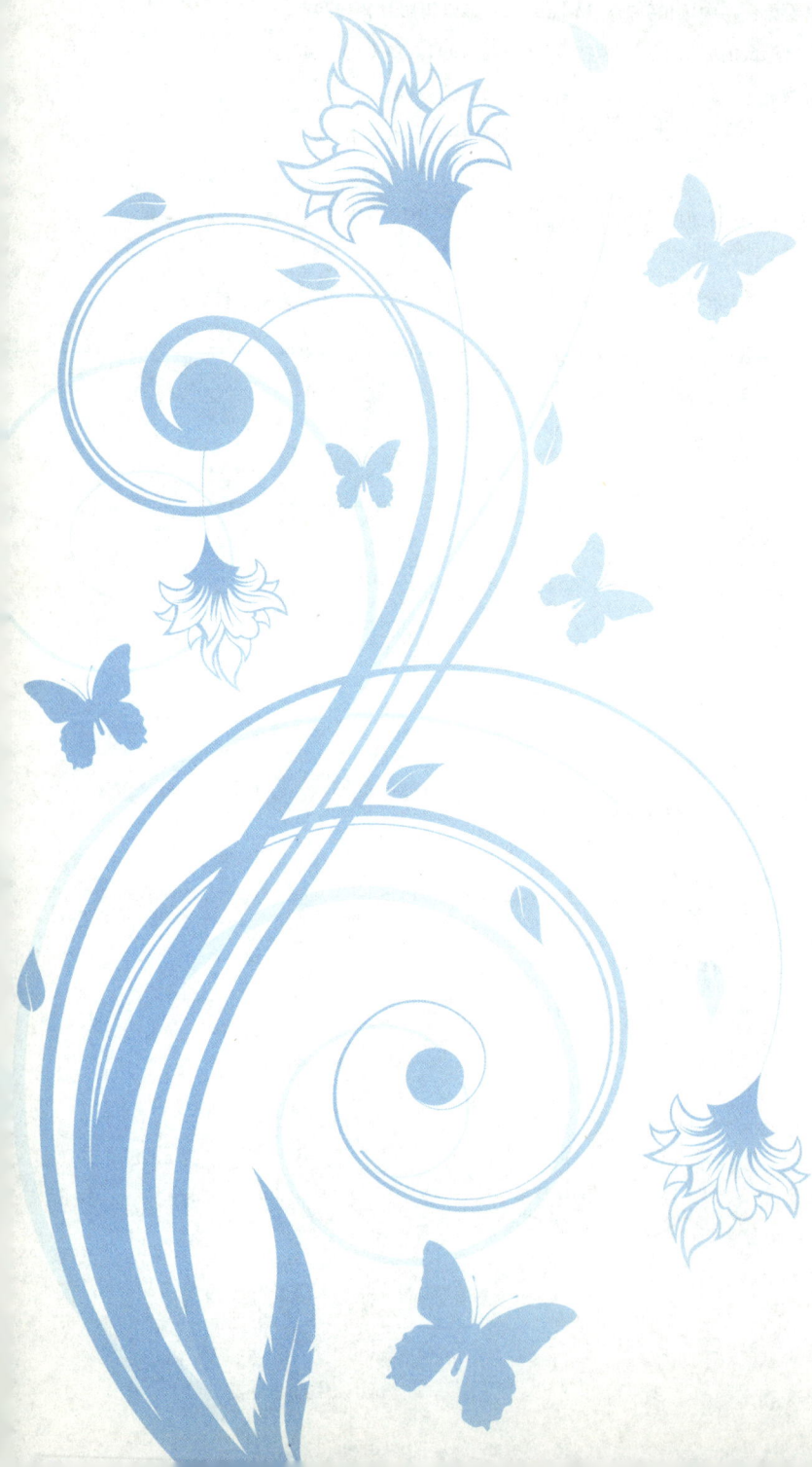

第3章

赤芍栽培技术

赤芍作为我国传统大宗药材，具有多种功效，是我国出口创汇的重要中药材之一。自我国加入WTO后，随着赤芍出口范围及用途的拓宽，各类市场对赤芍的需求量呈逐年增长之势，赤芍药材价格的上涨，驱使药农开始大量采挖野生赤芍，使得赤芍野生资源急剧减少，滥采滥挖现象十分严重。同时由于赤芍生长周期长，再生能力较弱，经过大面积采挖后，尚需6～7年后才能再生，后继乏力，使得很多赤芍主产区的野生芍药已经处于濒危状态，并且市场上供不应求，市场供需矛盾日趋尖锐[1-2]。

为了保护赤芍野生资源，2007年内蒙古自治区环境保护厅公布了《内蒙古珍稀濒危植物名录》，其中将野生赤芍列为区内二级保护植物，并且禁止任何形式的采挖。2009年大兴安岭地区食品药品监督管理局下发了《关于进一步加强野生药材保护管理工作的通知》，要求全区停止发放黄芪、苍术、赤芍三种野生药材的《采药证》《野生药材收购许可证》和《野生药材运输证明》，认真负责本辖区内的野生药材保护管理工作，加大执法力度，使这三种药材资源得到繁育更新，恢复产量，确保野生药材资源的可持续开发利用。从当地政府药用植物资源开发利用，维护生态平衡，实现可持续发展的角度看，大力发展野生药材种植，用于缓解人们药用需求和保健需求对环境的压力，起到保护环境和野生药材永续利用的目的。为此，大兴安岭及其周边地区以及内蒙古赤峰及其周边地区，均开始大面积种植赤芍，目前已然成为了赤芍栽培品的主要产区。

赤芍的栽培技术根据繁殖方式的不同分为有性繁殖和无性繁殖两种方法。有性繁殖是指利用播种法使种子发育生成植株，利用该方法可在短期内获得大量苗木，有性繁殖能产生大量的种子，繁殖速度比较快。并且由于遗传物质的重组，后代会产生各种各样的变异类型，供人们去选择符合需要的理想个体，因此有性繁殖是作物育种中必不可少的中间环节。多数良种选育工作也是采用有性繁殖。赤芍的有性繁殖主要是用种子大田直播法和育苗移栽法，但因种子繁殖方法采收年限长，浪费土地、人力物力等，故现在很少被用于实际生产中，而育苗移栽法是现在实际生产中常用方法之一。无性繁殖是指不经生殖细胞结合的受精过程，由母体的一部分直接产生子代的繁殖方法。用母株营养器官的一部分和花芽、花药、雌配子体等材料进行无性繁殖，其生根后的植物与母株法的基因是完全相同的。利用该方法可在短时间内快速繁殖大批植株，并且有效地防止了植物病毒的侵害，但其不易发生变异，适应外界环境条件能力差，繁殖数量小，赤芍的无性繁殖主要是采用芽头繁殖法和分根繁殖法，但分根繁殖法因为繁殖成活率低，现已很少被使用，芽头繁殖法成活率高，繁殖快，成为赤芍种植常用方法之一。本章将从产区概况、栽培技术以及采收加工技术等三个方面介绍内蒙古赤峰及其周边地区和大兴安岭及其周边地区的栽培技术。

第一节　内蒙古赤峰及周边产区栽培技术

一、产区概况

赤峰市位于内蒙古自治区东南部，蒙冀辽三省区交汇处，毗邻河北承德、辽宁朝阳地区。在秦、汉时期分属燕、东胡、鲜卑，隋唐时设饶乐都督府和松漠都督府，明朝时先后属大宁卫、全宁卫、应昌卫和兀良哈三卫，清代赤峰大部分地区属昭乌达盟，民国时属热河特别区。

赤峰地处蒙古高原向辽河平原的过渡地带，呈三面环山，西北是大兴安岭南麓，西南被七老图山脉环绕，东南由努鲁尔虎山脉形成天然屏障，东北紧靠辽河平原，腹地多丘陵台地。大体分为四个地形区：北部山地丘陵区；南部山地丘陵区；西部高平原区；东部平原区，海拔高300～2000m。

赤峰地处中纬度，属中温带半干旱大陆性季风气候区。大部地区年平均气温为0～7℃，最冷月（1月）平均气温为-10℃左右，极端最低气温-27℃；最热月（7月）平均气温在20～24℃之间。大部地区年日照时数为2700～3100小时。≥0℃积温为2000～3500℃，每当5～9月天空无云时，日照时数可长达12～14小时，日照百分率多数地区为65%～70%。年降水量的地理分布受地形影响十分明显，不同地区差别很大，平均年降水量为381mm，大部分地区为350～450mm。

赤峰地区土壤类型以黑钙土和栗钙土为主，栗钙土主要分布于北部低山丘陵、西北部的高平原。黑钙土呈垂直带分布，在大兴安岭山地900m以上的山体上出现，一部分分布在西北部的高平原及台地的台面上。土壤质地以结构疏松的砂壤土为佳，土壤pH值以5.5～6.5为宜。

赤峰地处欧亚草原区和东亚阔叶林区的接触过渡地带，并与华北、东北、大兴安岭和蒙古植物区交错分布。独特的地理位置和南北气候条件的差异，形成了野生植物分布广泛，种类繁多。赤峰市共有野生植物1863种，分属118科，545属。具有野生药用价值586种植物，其中野生防风、黄芩、黄芪、苦参、柴胡、香青兰、桔梗、苍术、赤芍等目前基本处于濒危状态，故当地政府开始大力扶持该种植产业。本节将从选地整地、繁育方式、田间管理以及病虫害防治等方面详细介绍赤峰及其周边地区赤芍栽培技术。

二、栽培技术

（一）选地整地

赤芍以根入药，入土深，应选择地势平坦，土层深厚，土质疏松肥沃，排水良好的砂质土地，最好为黄砂土地，不宜选用低洼积水地、黏土地。坡地种植时，应选在阳坡，以坡向东南向为宜。土壤有机质含量1%左右，pH值6.5～7.0，保肥保水能力较强，通透性能良好的土壤或轻土壤。选择在马铃薯，豆类作物或禾科作物等茬地为宜，不应选择甜菜、向日葵茬地。

对种植赤芍地块，一般在秋季进行深翻整地，翻地深度45cm以上，翻后田间打

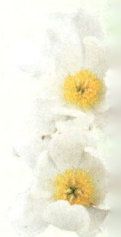

埂整平耙细，有条件可做成规格小畦，畦宽5m左右，长随地块长短而定，整地时畦内清除根茬碎石，田面整平耙细。

（二）繁殖方法

1. 大田直播法

（1）种子直播技术

①种子来源　赤峰地区赤芍种子来源主要是通过药材市场采购获得。

②种子处理　播种前要对种子进行药剂拌种。拌种的主要药剂有多菌灵、退菌特、波尔多液等杀菌剂，使用时可按说明用其中一种农药进行拌种。

③苗圃地选择与苗床准备　选择有排灌水条件的砂质壤土作苗圃，秋季将土地翻耕后，建成宽畦，畦长5m左右，宽2～4m，畦高10～15cm，做好畦后每亩施入充分腐熟的农家肥2000kg（或生物有机肥500kg）作底肥，然后进行翻耕让土壤沉实，再整平耙细。

④播种　采取春季播种，清明前后为适播期，播前7～10天施入除草剂。条播行距40cm，沟深5cm左右，用镐开沟为宜。每亩播入种子3～4kg（发芽率达70%以上），隔年种子不宜使用，覆土厚度2～3cm，为保持土壤墒情，播后要及时镇压或人工踩垄。以后根据气候情况再踩1～2遍，防止土壤失墒芽干。保持表土干松。

注：利用种子直接播种到大田的栽培方法，由于其种子发芽率低，出苗时间长，浪费土地及人力物力，目前已基本不被用于生产。

（2）芽头繁殖法

①种芽的选择　于6月下旬是收获赤芍，先将赤芍根部从芽头着生点下3～4cm处全部

割下，然后加工成药材，所遗留的即为芽头。再选择形状粗大，发育充实，芽饱满，无病虫害，不空心的健壮芽头，按其大小和芽的多少，切成数块，每块含有芽苞1~2个为宜，留作种苗用。如果主根不壮，分叉多，长出的侧根多而细，质量不佳，过短，养分不足，生长不良。

②种芽的处理　留的种芽应选阴凉干燥通风的室内存放，其切口处用草木灰或硫黄粉涂抹，或是直接风干使其切口愈合，防止细菌入侵。晾1~2天，使根变软，栽植时不易折断即可。用稻草洒湿遮盖。贮藏地不宜朝阳，并且堆放过化肥、农药、石灰等化学物品或是水泥地面均不宜作贮藏地。

③定植栽培　选择在秋分后、立冬前进行定植。可采用大垄栽培，在垄上开沟，将选好的芽头按株距30cm、行距50~60cm栽种，芽朝上，用少量土固定

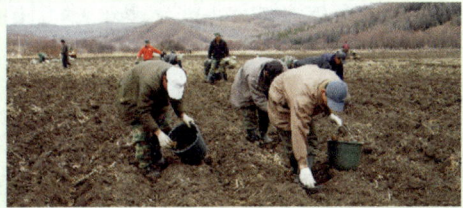

图3-1　赤芍的芽头定植

芽头，再用腐熟饼肥或有机肥料施入沟内，覆土后稍压即可（图3-1）。

2. 播种育苗法

（1）种子收集与处理　赤芍种子一般来自留种田，赤芍留种一般需用5年左右才能收获，果实7月末至8月中上旬成熟后收获。赤芍收后果实在室内摊平，促进种子后熟，5~7天后用阳光暴晒、脱粒。赤芍果实内寄生食心虫，严重影响种子品质，可于7月份开花季节用氟氰菊酯熏蒸防治。种子宜趁鲜播种，如果不能趁鲜播种则要冷藏或保鲜砂藏，切记不可晒干，干种不出苗。

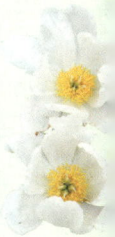

由于部分地区并没有大面积栽培，故当地农户则是通过采集野生种子的方式进行人工栽培。野生赤芍通常在7～8月开花，采收后按照留种田种子处理方法进行处理与贮存（图3-2）。

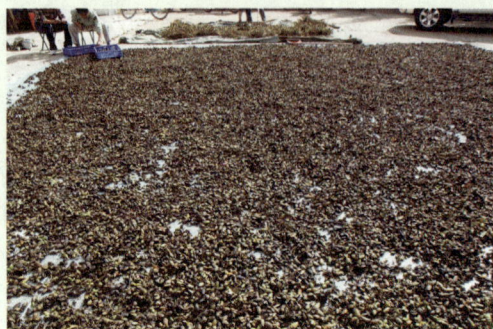

图3-2　赤芍种子的收集与处理

（2）播种　每年春季进行播种育苗，采用高畦播种，在畦面横向开沟，沟深3cm，行距20cm，将种子均匀撒于沟内，覆土踏实，浇透水，再覆盖2～3cm厚腐熟牛、马粪，用白色塑料布盖严。翌年5月中旬去掉塑料布。一般采用机械播种（图3-3）。

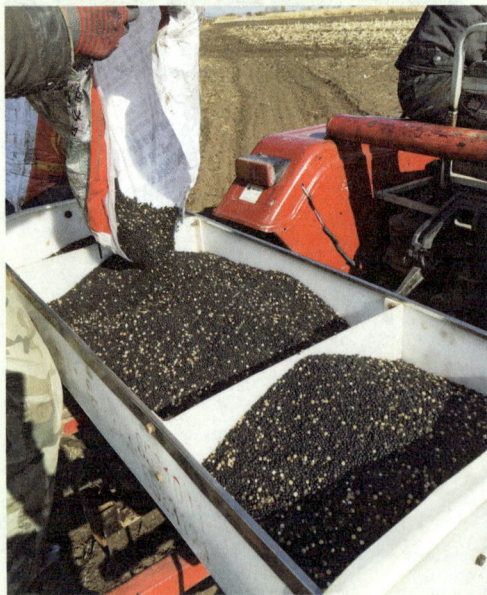

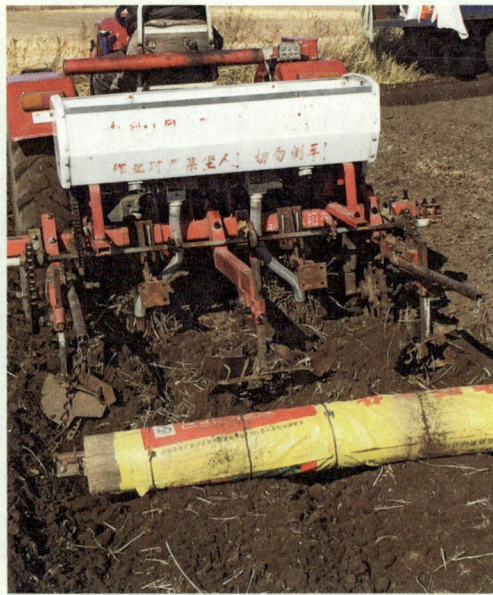

图 3-3　播种

（3）苗圃管理　播种后，经常检查苗床，观察苗床墒情和出芽情况，如遇干旱，及时浇水，有条件的地方可采用喷灌，保持土壤合理墒情。栽种后，次年5月开始出苗，每年5～6月追施农家肥1次，冬季在畦面铺圈肥或土杂肥以保安全越冬。头两年幼苗矮小，在畦面铺上圈肥，不仅增加肥力，并抑制杂草的生长。当苗4～5片复叶时进行间苗和定苗，

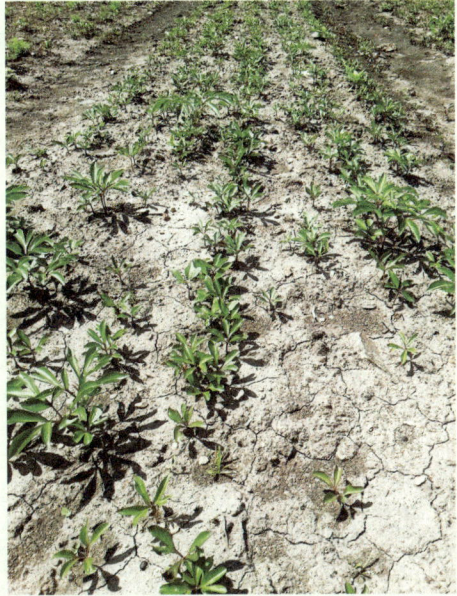

图3-4　苗期赤芍情况

间苗标准为成苗20万～35万株/亩，苗间距3～4cm（图3-4）。

（4）大田移栽　以在苗床上培育3年的种苗进行移栽为佳，若选择在春季栽植，应选择在土壤5cm深处地温稳定在5～8℃时进行。秋栽一般选在8月下旬9月上旬进行

移栽，行距50～60cm，株距25～30cm。移栽时将种苗地上部分剪掉，顶芽朝上放入沟中，使苗根舒展。盖土4.5～5cm，踩实。移栽后及时浇透水。如条件允许，可在床面上覆盖一层稻草（图3-5）。

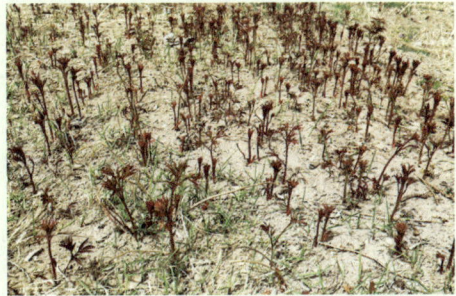

图3-5　破土发芽

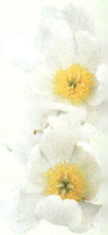

三、田间管理

（一）中耕除草

中耕能疏松土壤，增加土地通透性。早春中耕既保墒又提高地温。雨季松土能加快水分蒸发，减少土壤湿度，利于根生长。中耕一般在芽头出土后进行，浅耕3～5cm，切忌株旁松土，以免损伤芽头和幼根，影响生长。以后定时松土，及时除草，保持土壤疏松无杂草即可。

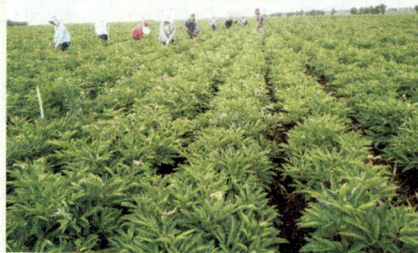

图3-6　中耕除草

栽种后，头两年幼苗矮小，最好在畦面铺上圈肥，不仅增加肥力，并抑制杂草的生长。后第2年红芽露出后，应立即中耕除草，此时的赤芍根纤细，扎根不深，不宜深锄。5、6月各中耕除草一次（图3-6）。

（二）培土、灌溉

每年冬季在清理枯枝残叶的同时，应培土1次。于每年10月中旬地冻前，在距地面6～9cm处，剪去其枝叶，并于根际处进行培土，厚约15cm，以防止越冬时芽露出地面枯死。在夏季高温干燥时期，也应适当培土抗旱。有条件的地区，可以灌溉。多雨季节，要及时排水。

（三）摘蕾

现蕾时，选晴天将花蕾全部摘除，以利根部生长。留种的植株，可适当去掉部分花蕾，使种子充实饱满（图3-7）。

（四）修根

修根是提高芍药质量的有效措施，将芍药主根2/3 的泥土扒掉，用小刀割去主根上所有侧根及芽头下的细根，然后再培土。

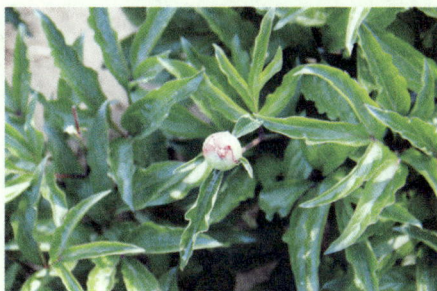

图3-7　赤芍花蕾

四、病虫害防治

贯彻"预防为主，综合防治"的植保方针，通过选用抗性品种，培育壮苗，加强栽培管理，科学施肥等栽培措施，

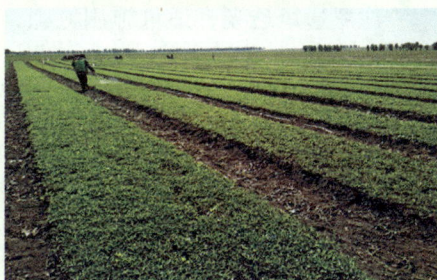

图3-8　化学防治

综合采用农业防治、物理防治配合科学合理地使用化学防治，将有害生物危害控制在允许范围内。农业安全使用间隔期遵守GB/T8321.1～7，没有标明农药安全间隔期的农药品种，收获前30天停止使用，农药的混合剂执行其中残留性最大的有效成分的安全间隔期[3]（图3-8）。

（一）赤芍灰霉病

由一种真菌引起的病害，叶、茎、花等部位均会被害。病菌主要以菌核随病叶脱落，在土中越冬。一般在开花以后发病，阴雨连绵时最重。其症状有两种类型：一种类型是叶部病斑近圆形或不规则形，多发生于叶尖和叶缘，呈褐色或紫褐色，具不规则的轮纹，空气湿度过大时，长出灰色霉状物，即病菌的分生孢子；茎上病

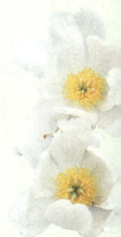

斑褐色，呈软腐状，茎基部被害时，可使植株倒伏；花部被害变成褐色、软腐，产生灰色霉状物；病斑处有时产生黑色颗粒状的菌核。第二种类型是叶部边缘产生褐色病斑，使叶缘产生褐色轮纹状波皱，叶柄和花梗软腐，外皮腐烂，花梗被害时影响种子成熟。

1. 农业防治

注意通风透光，适量施用氮肥，展叶期浇灌次数不宜过多，随时清除病叶、病株。发病后，清除被害枝叶，集中烧毁或深埋。采取轮作或选用无病种芽，平时应加强田间管理，及时排水，保持通风透光。易发病期和发病初期用波尔多液200倍液喷洒植株，每隔10～14天喷1次，连续进行3～4次。

2. 药剂防治

植株发病时可喷洒80%代森锌800～1000倍液，70%甲基托布津1000倍液，50%速克灵或扑海因可湿性粉剂1500倍液，温室内发病初期可用烟雾法，选用45%百菌清烟剂、10%速克灵烟剂、15%克霉灵烟剂等，既省工，又不会增湿。

（二）锈病

开花后发生，7～8月发病严重，叶背初起黄色至黄褐色颗粒状物，后期叶片出现圆形或不规则灰色、褐色病斑，继而出现刺毛状孢子堆，致使叶片及整个植株枯死。

1. 农业防治

加强田间管理，合理密植，促苗壮发，尽力增加株间通风透光性。以有机肥为主，注意氮、钾、磷配方施肥，合理补施微量元素，不要偏施氮肥。与禾本科作物轮作，收获后清除田间病残体，集中处理。

2. 化学防治

在发病前期用50%多菌灵可湿性粉剂600倍液，或者甲基硫菌灵1000倍液，或者75%代森锰锌络合物800倍液等保护性杀菌剂喷雾防治。发病后用戊唑醇或者40%福星5000倍液等治疗性杀菌剂喷雾防治。

（三）叶斑病

由枝孢霉菌引起，病原菌主要以菌丝体在病叶、病枝条、果壳等残体上越冬。翌年春季产生分生孢子，经气流和雨水传播到刚萌发的新叶上，当温度达20℃以上时，孢子开始萌发，引起初次浸染。一般下部叶片最先染病，染病叶片初期在叶背出现绿色针头状小点，后扩展成直径3～15mm的紫褐色近圆形的小斑，边缘不明显。叶片正面病斑上有不明显淡褐色轮纹，病斑相连成片，严重时整叶焦枯，叶片常破碎。病斑在叶缘时可致叶片扭曲。在潮湿气候条件下，病部背面会出现墨绿色霉层，当病害浸染茎时，在茎上出现紫褐色长圆形小点，有些突起，病斑扩展慢，中间开裂并下陷，严重时也可相连成片。在病害发生蔓延过程中，不但受气候因子的影响，其严重程度还随日照强度不同而有明显差异。

1. 农业防治

实行合理轮作，可与禾本科作物实行两年以上的轮作。

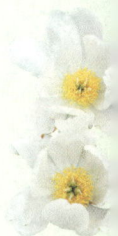

2. 药剂防治

发病初期用95%恶霉灵（土菌消）可湿性粉剂4000～5000倍液，或50%多菌灵可湿性粉剂600倍液，或甲基硫菌灵（70%甲基托布津可湿性粉剂）1000倍液，或3%广枯灵（恶霉灵＋甲霜灵）600～800倍液，或75%代森锰锌络合物800倍液，或20%灭锈胺乳油150～200倍液喷雾防治。

（四）蛴螬（金龟子幼虫，别名白土蚕、核桃虫、白时虫）

蛴螬幼虫能直接咬断幼苗的根茎造成枯死苗，或啃食块根、块茎使作物死亡。

1. 农业防治

入冬前将载重地块深耕多耙，杀伤虫源，减少幼虫的越冬基数。并合理施肥，适时灌水。

2. 物理防治

利用成虫的趋光性，在其盛发期用黑光灯或黑绿单管双光灯（发出一半绿光一半黑光）或黑绿双管灯（同一灯装黑光和绿光两只灯管）诱杀成虫，一般50亩地安装一台灯。

3. 生物防治

防治幼虫施用乳状菌和卵孢白僵菌等生物制剂，乳状菌每亩用1.5kg菌粉，卵孢白僵菌每平方米用2.0×10^9孢子。

4. 化学防治

（1）毒土防治　将50%辛硫磷乳油0.25kg与80%敌敌畏乳油0.25kg混合，拌细土

30kg，或用5%毒撕蜱颗粒剂，每亩用0.6～0.9kg，兑细土25～30kg，或用3%辛硫磷颗粒剂3～4kg，混细土10kg制成药土，在播种或栽植时撒施，均匀施田间后浇水。

（2）喷灌防治　用90%敌百虫晶体，或50%辛硫磷乳油800倍液等药剂灌根防治幼虫。

（五）地老虎（又名土蚕、切根虫）

杂食性害虫，主要以幼虫为害赤芍幼苗和根，一般被害率在20%，严重时被害率高达45%以上，造成巨大经济损失。前期以幼虫咬断赤芍幼苗基部造成缺苗断垄，后期主食赤芍根使产量降低。成虫白天潜伏于土壤缝隙、杂草间等，傍晚交尾。产卵具有强烈的趋化性，喜食糖和花蜜汁液。幼虫为害具有转移的习性，被害赤芍幼苗逐渐萎蔫。幼虫有假死性，在土下筑室越冬。

1. 物理防治

成虫产卵以前利用黑光灯诱杀。成虫活动期用糖∶酒∶醋=1∶0.5∶2的糖醋液放在田间1m高处诱杀，每亩放置5～6盆。

2. 药剂防治

以下三种防治方法任选其一或综合运用：

（1）毒饵防治　每亩用90%敌百虫晶体0.5kg或50%锌硫酸乳油0.5kg，加水8～10kg喷到炒过的40kg棉仁饼或麦麸上制成毒饵，于傍晚撒在秧苗周围，诱杀幼虫。

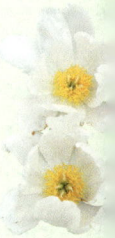

（2）毒土防治　每亩用90%敌百虫粉剂1.5～2kg，加细土20kg配制成毒土，顺垄撒在幼苗根际附近；或用50%锌硫酸乳油0.5kg加适量水喷拌细土50kg，在翻耕地时撒施。

（3）喷灌防治　用4.5%高效氯氰菊酯3000倍液，或50%锌硫酸乳油1000倍液等喷灌防治幼虫。

（六）蝼蛄（又名拉拉蛄、地拉蛄）

蝼蛄为害以成虫和若虫在土壤中穿行钻洞，咬食植物种子为主，特别是刚发芽的种子，幼苗的根和茎，危害较大。同时它们在土表穿行，使幼苗和土壤分离，造成植株失水干枯而死。

1. 物理防治

可用鲜马粪进行诱捕，然后人工消灭，可保护天敌。或灯光诱杀。蝼蛄有趋光性，有条件的地方可设黑光灯诱杀成虫。

2. 农业防治

合理分配种植结构，深耕细耙、轮作倒茬、适时灌水、合理施肥、清除杂草等。

3. 药剂防治

以下二种防治方法任选其一或综合运用：

（1）喷灌防治　可用50%辛硫磷，或40%乐果乳油，或50%对硫磷乳油，按种子量的0.1%～0.2%用药剂并与种子重量10%～20%的水兑匀，均匀地喷拌在种子上，闷种4～12分钟再播种。

（2）毒土防治　每亩用上述拌种药剂250～300ml，兑水稀释1000倍左右，拌细土25～30kg制成毒土，或用辛硫磷颗粒剂拌土，每隔数米挖一坑，坑内放入毒土再覆盖好。

第二节　大兴安岭及其周边产区栽培技术

一、产区概况

大兴安岭地区位于黑龙江省、内蒙古自治区北部，是内蒙古高原与松辽平原的分水岭。北起黑龙江畔，南至西拉木伦河上游谷地，东北—西南走向，全长1200km左右，宽200～300km，地貌复杂，全区地形总势呈东北西南走向，属浅山丘陵地带。北部、西部和中部高。平均海拔573m，最高海拔1528m，山间盆地分布于全区河谷地带。河谷宽阔，谷底狭窄，直线河谷较多。

大兴安岭地区气候独特，属寒温带大陆性季风气候，有"高寒禁区"之称。气候湿润，夏冬多雨。温差较大，夏日昼长夜短，以夏至期间为主，偶有北极光出现。冬季夜长昼短，时有奇寒。太阳年辐射总量4500kw·h/m^2，年日照2600小时，年有效积温2100℃。年平均气温漠河县和呼中区北部-4℃，其他地区-2℃。年无霜期平均80～110天，极端最低气温52.3℃，极端最高气温37.0℃。年均降雨量460mm，集中第三季的7～9月间。冬季受蒙古冷高压控制，多来自高纬度的西北风，寒冷

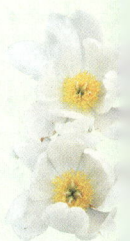

干燥，降水量占年降水量10%。夏季受太平洋高压控制，多有东南季风经过，湿润温凉。

本区分布面积最广泛的土壤为棕色针叶林土，所被覆的植被为落叶松林，或混有樟子松与山杨。土层较浅薄，有20～40cm，土体内含有较多的石砾，灰化作用不强。表层黑土层很薄，肥力低，腐殖质含量10%～30%；心土层呈棕色，结构力紧密，深度不一，含大量石砾。土壤呈酸性，pH值4.5～6.5之间，盐基饱和度较高。随着海拔的升与降，植被类型有所改变，棕色泰加林土在亚类上也略有变化。在低海拔450～600m以下地带，其落叶松林混有大量温带的阔叶树种，则土壤带有灰棕壤性，为本地区地带性土壤，即灰棕壤性的棕色泰加林土，土层较厚，土壤理化性质良好，表层积累了大量腐殖质，土壤肥力较高，植物根系分布深，但分布并不多；在较高海拔820～1380m间的高峰地带，则变为灰化棕色泰加林土，其落叶松林混有云杉，土壤表层出现灰白色土层，可达数厘米，灰化作用明显。此外，还有成片的草甸土与沼泽土。

大兴安岭地区气候严寒且湿润，适合生长缓慢的针叶林及特种动植物生存，同时在广袤的森林下拥有丰富的野生中药材资源，堪称"寒温带天然药库"，在全国占重要地位。据统计，区内有野生动物390余种，植物资源966种。约有野生中药材59科111种（植物类药材44科86种，动物类药材15科25种），其中国家一级保护野生中药材物种有梅花鹿和麝2种，国家二级保护野生中药材物种有马鹿、黑熊、棕熊、林蛙、人参、甘草、黄檗等7种，国家三级保护野生中药材物种有刺五加、五味子、防风、龙胆草、黄芩、远志等6种，省重点保护野生中药材物种有桔梗、知母、柴胡、兴安杜鹃、黄芪、红景天、苍术等7种。

本区是野生中药材集中产区，又是中国著名的家种药材产区。赤芍是该地区主要栽培的野生药用植物之一，据调查得知，20世纪80年代开始，大兴安岭地区就开始了赤芍的野生驯化栽培种植，目前，赤芍在该地区的种植面积可达10万亩以上，多数农户和中药材公司开始种植赤芍，亩产干品可在1200～1500kg。

二、栽培技术

（一）选地整地

与赤峰地区选地整地技术相比，赤芍在大兴安岭地区其选地技术原则基本一致，但整地技术略有不同。在大兴安岭地区，整地时翻地深度在30cm以上，并且要求在每亩施有机肥2000～2500kg 的基础上，再增施氮磷钾复合肥 30kg 作底肥，同时在翻地时施入杀虫药和杀菌药[4]。

（二）繁殖方法

1. 生产田直播法

（1）种子直播法

①种子来源　大兴安岭地区赤芍种子为市场直接采购获得，小部分地区如牡丹江地区，因为当地栽培面积小，所以当地药农采集野生种子进行繁殖，但近年来因野生资源遭到严重的破坏，从种子市场直接进行采购的较多。

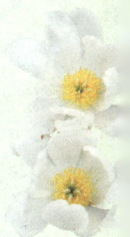

②种子处理 野生赤芍通常在7～8月开花，采收后的种子采用混沙层积的方式进行低温储藏，在第二年4月份，取出层积种子，温水浸泡24小时，于15℃室温条件下，湿砂混拌处理约30天后，进行播种。

③播种 大兴安岭地区赤芍种子一年可进行两次播种，春播于5月中下旬，秋播通常在9月下旬或10月上旬进行。采用垄上条播的方法，沟深3～5cm，每亩播种量2～2.5kg，播后及时覆土镇压，覆土厚为3～4cm。及时浇水，至出苗期前始终要保持地表面湿润或加覆盖物以促进出苗。

注：利用种子直接播种到大田的栽培方法，由于其种子发芽率低，出苗时间长，浪费土地及人力物力，目前已基本不被用于生产。

（2）芽头繁殖法

①种芽的选择 于6月下旬是收获赤芍，先将赤芍根部从芽头着生点下3～4cm处全部割下，然后加工成药材，所遗留的即为芽头。再选择形状粗大，发育充实，芽饱满，无病虫害，不空心的健壮芽头，

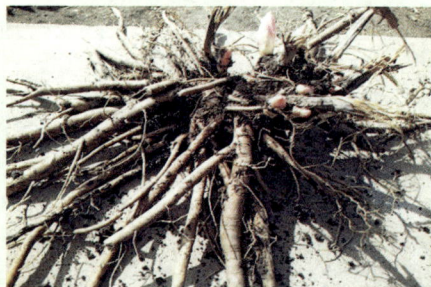

图3-9 赤芍芽头

按其大小和芽的多少，切成数块，每块含有芽苞1～2个为宜，留作种苗用。如果主根不壮，分叉多，长出的侧根多而细，质量不佳，过短，养分不足，生长不良（图3-9）。

②种芽的处理 留的种芽应选阴凉干燥通风的室内存放，其切口处用草木灰或

硫黄粉涂抹，或是直接风干使其切口愈合，防止细菌入侵。晾1～2天，使根变软，栽植时不易折断即可。用湿稻草遮盖。贮藏地不宜朝阳，并且堆放过化肥、农药、石灰等化学物品或是水泥地面均不宜作贮藏地。

③定植栽培　多于秋分后、立冬前进行定植。可采用大垄栽培，在垄上开沟，将选好的芽头按株距30cm栽种，芽朝上，用少量土固定芽头，再用腐熟饼肥或有机肥料施入沟内，覆土后稍压即可。

注：若选择春季定植栽培，则易造成地上部分生长茂盛，不利于营养根的形成，容易出现假植现象。

（3）分根繁殖法

①前处理　赤芍收获时，按照相应赤芍中药材商品标准要求，除去商品部分，根部直径1cm以上的根，每株保留2～3个芽做种栽，放置阴凉处1～3天，使伤口愈合，根变软时进行栽植。

②定植栽培　多于秋分后、立冬前进行定植，行距60cm，株距40cm，施入过磷酸钙和有机肥，芽上覆土10～15cm，以利安全过冬。

2. 育苗移栽法

（1）种子收集与处理　将新鲜收集的赤芍种子与湿润黄砂（1:3）混合，放于阴凉的室内，为了促进种子后熟。贮藏期应保持湿润，并且防止种子发热霉变。赤芍种子保鲜贮藏时发芽率较高。种子如果保存不当使其干燥失水后，则不易发芽，故切勿将种子晒干后贮藏[5]。

（2）播种　该地区一年可进行两次播种育苗，春播于每年5月上旬进行，秋播于8月底9月初进行，将处理过的种子或新采收的种子条播于苗床上，行距为20cm，播幅3～5cm，每亩播种量为3～3.5kg，覆土厚约为2cm。

3. 苗圃管理

同赤峰地区。

4. 大田移栽

以在苗床上培育3年的种苗进行移栽为佳，秋栽一般选在8月下旬至9月上旬进行移栽。遵循随挖、随分割、随栽种的原则。如过迟芍芽则已发新根，栽植时易弄断，并且随着气温下降，移栽后发根较慢，第二年生长差，产量低。移栽前应将芽头按大小分级，分别栽种，如此有利出苗整齐，管理方便，且产量高。栽植行距为65cm左右，株距为20cm左右，移栽时将种苗地上部分剪掉，栽在事先整好的畦面上按行株距挖穴，每穴摆放芍芽1～2个，顶芽朝上放入沟中，以芽子距地面以下3～6cm为宜。覆土4.5～5cm，所用覆土必须细碎，同时覆土的土壤不易过湿，以免引起烂根从而影响其成活。移栽后及时浇透水。

三、田间管理

（一）中耕除草

栽种后，前两年因幼苗矮小，需要多次进行中耕除草。第1次中耕于春季齐苗后进行；第2次中耕于夏季，杂草大量滋生时；第3次于秋季倒苗后进行。从第3年后中耕除草次数可减至2次。

（二）培土

于每年10月中旬地冻前，在距地面 6～9cm 处，剪去其枝叶，并于根际处进行培土，厚约15cm，以保护芍芽安全越冬。

（三）追肥

在播种前施足底肥的基础上，从第二年开始，于每年6～7月进行追肥，每亩追施复合肥约15kg，第3年后追施磷酸二胺约10kg，硫酸钾约15kg。

（四）排水灌溉

赤芍抗旱性较强，只需在干旱时灌溉即可，一次灌透。多雨季节时须及时疏通排水沟，以降低土壤湿度，减少根腐病的发生。

（五）摘蕾

为使养分集中，供根部生长，应当于栽后第二年开始，春季现蕾时及时将花蕾摘除。对于留种的植株，可适当留下大的花蕾，其余的也应摘除，这样留种，籽大饱满（图3-10）。

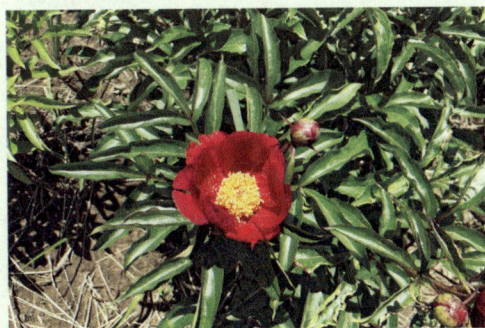

图3-10　赤芍花蕾

四、病虫害防治

大兴安岭地区病虫害较少，主要病害为锈病、叶斑病、灰霉病、软腐病和根腐病，其中锈病、叶斑病及灰霉病防治办法同赤峰产区，虫害主要为蛴螬和地老虎，防治办法同赤峰产区。

（一）根腐病

由真菌引起，由种苗带菌或者土壤内含菌传染，雨后积水容易发病。发病后，须根染病变黑腐烂，并向主根扩展，主根先在根皮上产生不规则黑斑，且不断扩展，造成全部根发黑腐烂。病株生长衰弱，叶小发黄，植株萎蔫直至枯死[3]。

1. 农业防治

与禾本类作物实行3～5年轮作，合理施肥，适量施用氮肥，增施磷、钾肥，提高植株抗病力，及时拔出病株烧毁，用石灰穴位消毒，清洁田园，减少菌源。

2. 药剂防治

发病初期用50%多菌灵600倍液，或用70%甲基硫菌灵可湿性粉剂1000倍液，或用50%琥胶酸铜（DT杀菌剂）可湿性粉剂350倍液灌根，或3%广枯灵（恶霉灵+甲霜灵）600～800倍液，或20%二氯异氰尿酸可溶性粉剂500倍液喷淋穴或浇灌病株根部，7天喷灌1次，连喷灌3次以上。

（二）软腐病

由黑根霉引起的软腐病在染病组织表面生有灰黑色霉状物。主要发生在种芽存

放时，种芽存放时应选择通风处，切口处蘸少量石灰，微晒后砂藏入窖，然后用 1%

福尔马林或波美5%石硫合剂喷洒消毒。

第三节　采收与产地加工技术

中药材的采收与产地加工过程，是炮制和制剂前的重要环节，直接影响饮片或

中成药的质量和用药安全。若采收时间不当、产地区分不明、采收的药材掺杂使假，

或者产地加工时净选不当、干燥不规范等，都会影响到中药质量，从而影响到药材

使用时的疗效。因此做到合理采收中药材，对保证中药质量，保护和扩大药源具有

重要意义。

一、采收

赤峰地区种子繁殖和用芽头繁殖

的赤芍采收期限有所不同，种子繁

殖的赤芍采收期限要更长，通常5年

后收获，而用芽头繁殖者，则移栽

后4～5年适宜采收。赤芍一般在秋季

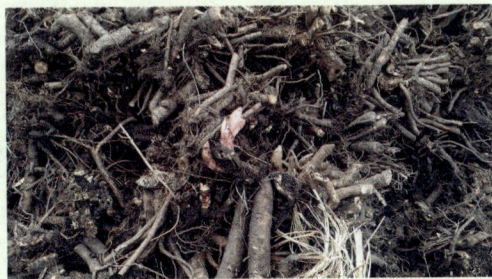

图3-11　赤芍采收

8～9月份收获，过早或过迟，均会影响赤芍的产量和质量。选在晴天，将茎叶割下，

可采用人工或深松挖采机挖出全根（图3-11）。

51

二、产地初加工

（一）产地初加工目的

除去非药用部分、杂质及泥砂等；按要求进行加工修制，符合法定标准和商品规格；消除毒性和不良气味；进行产品分级；干燥、打包、方便贮运。

（二）场所和用具

初加工场所应清洁、通风，具有遮阳、防雨、防鼠、虫及禽畜的设施。每次加工前后要将场地打扫干净，保持现场整洁，不得留存加工完的下脚料等，做到"日清日洁"。初加工用具包括剪刀、线绳等。

（三）初加工原则

尽量减少赤芍药材有效成分的损失，进行合理分级，做好除杂、干燥、包装及储存等工作，为再加工做好准备。

（四）初加工方法

1. 除杂

人工挑除夹杂于其中的枯枝，并剔除破损、虫害、腐烂变质的部分。

2. 清洗

赤芍根挖出后，应尽快洗去根及根茎上附着的泥土等杂质，切下芍根进一步加工。可采用不锈钢网筐人工流水冲洗方法或者采用高压水枪清洗。

3. 修剪

去掉根茎及须根等杂质，切去头尾，修平，按大小分放。

4. 干燥

经修剪好的芍根，理直弯曲，进行晾晒或烘至半干，按大小捆成小把，以免干后弯曲。之后晒或烘至足干即可（图3-12）。

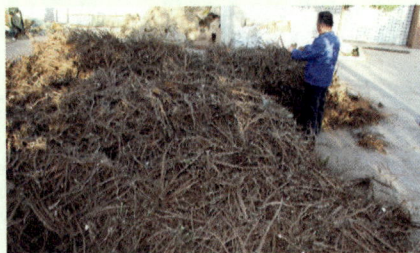

图3-12　晾晒干燥

5. 包装

经干燥好后芍根进一步进行精细修剪，以身干、无芦、无须、无杂质、虫蛀、霉变为合格。按粗细长短分开，捆成把即可（图3-13）。

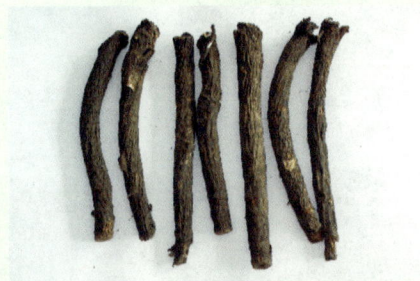

图3-13　赤芍商品药材

6. 储藏

贮于通风干燥阴凉处，贮藏温度要求在30℃以下，相对湿度为60%～70%，商品安全水分为10%～13%，防虫蛀霉变。

参考文献

［1］丁立威，东北三省赤芍货缺价扬［J］. 特种经济动植物，2010，13（3）：19-20.

［2］丁立威，赤芍产销浅析［J］. 中国现代中药，2010，12（5）：42-44.

［3］谢晓亮，杨彦杰，杨太新. 无公害中药材田间生产技术规程［M］. 河北，方圆电子音像出版社，2013.

［4］李库. 牡丹江地区赤芍类野生植物人工种植技术［J］. 科技创新与应用，2016，10（28）：286.

［5］万群芳，信小娟，赵光磊，等. 大兴安岭地区赤芍生产技术［J］. 防护林科技，2016，10：107-108.

第4章

赤芍特色
适宜技术

中药材人工种植中的特色适宜技术是我国广大药农和科技人员结合当地生态环境和生产方式中的特点，在药材栽培实践过程中摸索积累下来的成功种植经验，是经过传承和提炼而成的、具有推广价值的技能技巧。它既具有实用性，可切实提高当地药材种植产量及品质，增加药农收入，显示出良好的经济推广价值，但是同时还要注意其局限性，它不是广普技术，只适合一定的区域、小气候，盲目推广和模仿会造成不可估量的损失。在全国第四次中药资源普查中，通过对赤芍主产区栽培技术的梳理和分析，总结出三项赤芍栽培中的特色适宜技术：赤芍-农作物间作种植技术、赤芍林下生态种植技术、赤芍地膜覆盖栽培技术，现简单介绍如下。

一、赤芍-农作物间作种植技术

（一）适宜产区及其概括

赤芍-农作物间作种植技术适合于1～3年的赤芍移栽田，间作农作物以豆科等浅根系且生长期较短的农作物为佳，适合区域为大兴安岭及其周边地区，包括内蒙古自治区东北部和黑龙江省西北部。大兴安岭地区地形多为坡地，土壤多为酸性砂质壤土，气候独特，凉爽湿润，夏冬多雨，无霜期短，昼夜温差较大，适合赤芍、黄芪、五味子等药材的生长，农作物以大豆、小麦、玉米等为主，其中大豆作为大兴安岭地区农业种植的重要组成部分，品质优良，其种植面积占总面积的70%以上。

（二）技术要点

选择背风向阳坡，坡度略小、地势干燥、适合土层深厚、疏松、排水良好的砂质壤土，前茬作物为生长期短者为宜，在8～9月赤芍移栽前采收完毕后，土地深翻耙平，起垄，垄高20cm，垄宽60cm，行距80cm。在垄上开沟，将选好的芽头按株距30cm栽种，芽朝上，用少量土固定芽头，覆土后稍压即可。第二年和第三年春天5月下旬至6月初，在垄沟内人工或用小型播种机（只在垄沟内行走，不破坏种植的赤芍）播种农作物（以豆科等浅根系作物为佳），秋季人工或机械采收（以不损伤赤芍为前提），其余田间管理和病虫害防治以赤芍为主。第四年以后，赤芍地上部分基本封垄（赤芍地上部分过大，两垄间没有多余空隙），垄沟内不再间作豆科等农作物。

赤芍垄沟里除了可以间作豆科等农作物外，还可以采取3～5行赤芍、2～3行豆科等农作物的间作方式，赤芍行距60cm，赤芍与豆科等农作物之间行距60cm，豆科等农作物行距 30～50cm，其他操作同上即可。具体赤芍间作农作物行比（即几行赤芍，几行农作物）和行距应该进一步研究，找出最佳比例。

（三）特点与原理

1. 特点

赤芍与豆科等农作物间作模式属于中药材立体种植模式中的农田平原立体模式，充分利用地上和地下空间以及风、光、水、热资源，提高土地利用率，同时，豆科农作物固氮作用还可以为赤芍生长发育提供氮肥，赤芍也可以改善大兴安岭地区豆科作物连作障碍现象。

2. 原理

同一作物或药材长时间连作后，易出现病虫害加重、产量降低、品质变差的现

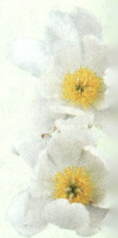

象。这种现象叫作"连作障碍"，是由植物自身特点、土壤及其他诸多因素综合作用的结果，为了缓解连作障碍，众多研究人员和基层工作者运用不同方法来缓解、改善连作障碍，其中间套作技术被认为是其中最有效的方法之一。学者们认为连作土壤中合理间作适合的作物，有利于增强作物对养分的吸收、提高土壤养分的有效率并减少病虫害的发生。而且，合理间作可以利用不同作物根际生长状况在时间和空间上的差异性，通过根际相互作用使根系的分泌功能增强，优化土壤微生物的群落结构，使土壤向良性健康的方向发展[1]。大豆等豆科植物忌连作，是大兴安岭地区最主要的农作物，占总种植面积的70%以上，但是也是由于种植面积过大，造成重茬连作现象严重，导致大豆产量品质降低，与赤芍间作可以在一定程度上改善豆科作物的连作障碍。而对于赤芍来说，特别是移栽的前三年，赤芍植株矮小，与豆科等农作物进行间作可以更有效地利用土地、水、肥、光能和热能等资源，此外，豆科作物的固氮作用可以为赤芍提供充足的氮肥，有利于赤芍的生长发育。

二、赤芍林下生态栽培技术

（一）适宜产区及其概括

赤芍的林下生态栽培模式适用于大兴安岭及其周边的林下种植。大兴安岭及其周边森林资源资源丰富，是我国四大国有林区之一。林业主体生态功能区总面积10.67万平方千米，占整个大兴安岭的46%；拥有完备的森林、草原、湿地三大自然生态系统、特殊的生态保护功能和多种伴生资源，是国家重点的纳碳贮碳基地。为响应国家天然林资源保护工程（天保工程）号召停伐转型，近年来林区大力开展林下药材种植产业，是赤芍生态种植理想之地。

（二）特色适宜技术要点

具体生态种植方法：选择樟子松或云杉新育林地，在林间（行距通常4～5m）进行间作赤芍。赤芍的人工栽培通常有两种方法：种子繁殖和芽头繁殖法。种子繁殖栽培法于清明前后为适播期，条播行距40cm，沟深5cm左右，播种量每亩3～4kg，覆土后踩压。采用大垄芽头繁殖法，林间行距通常4～5m，其间栽培4垄赤芍，垄宽65cm，芽朝上，用少量土固定芽头，覆土后稍压即可。田间管理要做到及时中耕并进行人工除草，并在每年冬季在清理枯枝残叶的同时培土1次，以防止越冬时芽露出地面枯死。种子繁殖的赤芍，5～6年进行采收。芽头繁殖者，移栽后4～5年适宜采收。采收季节为秋季8～9月份，选晴天，将茎叶割下，可采用人工或深松挖采机挖出全根，按要求进行产地加工即可。

（三）特点与原理

1. 特点

赤芍林下生态栽培模式属于立体模式中的山地丘陵立体模式，属于半仿生栽培，林区腐殖质含量高，土壤自然肥力强，基本不使用化肥农药，除中耕除草外人为干预较少，节省劳力成本，所生产的赤芍药材品质优良，为纯绿色的有机优质药材。

2. 原理

林药间作是在林间空地、树龄小的新育林间或成林林下选择适合的药材种类进

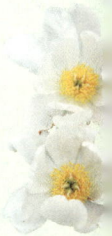

59

行间作的栽培方式，是林业立体种植的产物。深林本身就是个完整的生态农业系统，它会产生腐殖质，并能够供给所需的矿物质，林区土壤通常都有大量的肥力储备，当人们在林间新开垦的土地上种植作物时会发现，即使连续10多年不施肥也会有很好的产量[2]。同样大兴安岭林区土地肥沃，腐殖质层厚，土壤肥力高，不用另外施用任何肥料，天然林林间空地及人工林树龄小时林间空地等土地资源丰富，且是赤芍的道地产区，加之大兴安岭及其周边林区无霜期短，冬季气温较低，病虫害较少等条件适合进行赤芍林药间作生态种植模式。此外，在林区实行林药间作生态种植模式，不仅对药材生长有好处，提高药材的药性和品质，无污染、完全是绿色产品，而且通过林地间作药材，还可通过整地、除草、松土等，对于抚育幼林，促进林木迅速生长、丰产也大有好处[3]。

三、赤芍地膜覆盖栽培技术

（一）适宜产区及其概括

赤芍地膜覆盖栽培技术适用于赤峰及其周边地区。该地区以黑钙土和栗钙土为主，土壤质地以结构疏松的砂壤土为主，是赤芍种植的理想之地。赤峰属中温带半干旱大陆性季风气候区。冬季漫长而寒冷，地膜覆盖技术有效地克服了这一难点，在保温的同时，还加快了腐殖质转化成无机盐的速度，有利作物吸收。早在1997年，赤峰市就进行了地膜覆盖技术在春玉米微量元素吸收方面的研究，取得了良好的效果并得到了很大推广。目前，赤峰及其周边地区赤芍的地膜覆盖栽培技术已经较为完善，可明显提高产量，增加经济效益。但是由于田间管理比较费时费力，故整体栽培面积不是很大。

（二）特色适宜技术要点

具体种植方法：秋季深翻整地，翻后整平耙细，起垄施肥盖膜备用。在8～9月份栽植赤芍幼苗，栽植行距为65cm，株距30cm。在地膜之上挖半径5cm、沟深5cm左右的小穴，采用芽头繁殖法，将选好的芽头栽种，芽朝上，用少量土固定芽头，覆土后稍压即可。赤芍为3～5年生药用植物，所以在选择地膜时应选质量好，持续时间长的农用地膜来种植。田间管理：由于地膜不宜浇水和施肥，所以头年必须施足肥，多浇水，之后再覆盖薄膜。盖膜时要紧贴厢面，绷紧拉直，四周用泥土压紧，以风刮不动为宜。从第二年开始追肥，将肥料溶入水中，在垄沟中灌溉。地膜覆盖可有效减少杂草的生长，同时，具有驱避蚜虫和减轻病毒病的作用。

（三）特点与原理

1. 特点

赤芍地膜覆盖栽培技术具有增温保湿、保肥、改善土壤理化性质，提高土壤肥力，抑制杂草生长，减轻病害的作用，从而促进植株生长发育，提早开花结果，增加产量等作用。

2. 原理

地膜覆盖是一种农业栽培技术，因其显著地增产作用而得到大面积的推广和应用，它通过改善土壤水热状况，活化土壤养分，对提高水分养分利用率，实现作物

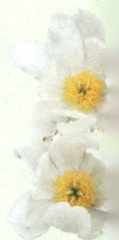

增产具有重要作用[4]。由于地膜覆盖有增温保湿的作用，因此有利于土壤微生物的增殖，加快腐殖质转化成无机盐的速度，有利作物吸收。在盖膜前后配合使用除草剂，更可防止杂草丛生，可减去除草所占用的劳力。因此，采用地膜覆盖栽培必须掌握一定条件才能达到早熟高产、稳产的目的。赤峰及其周边地区气温较低，赤芍的地膜覆盖技术有效的增加了地温，改善土壤理化性质，提高土壤肥力。同时，赤芍上的地膜有反光的特性，具有驱避蚜虫和减轻病毒病的作用，明显提高了产量，增加了经济效益。

参考文献

[1] 汪春明，马琨，代晓华，等. 间作栽培对连作马铃薯根际土壤微生物区系的影响 [J]. 生态与农村环境学报，2013，29（6）：711–716.

[2] 艾尔伯特·霍华德（李季/主译）. 农业圣典 [M]. 北京：中国农业大学出版社，2013.

[3] 张银虎. 林药间作大有可为 [J]. 内蒙古林业调查设计，2012，35（2）：111–112.

[4] 宋凤斌. 玉米地膜覆盖增产的土壤生态学基础 [J]. 吉林农业大学学报，1991，（02）：4–7.

第5章

赤芍药材
质量评价

中药材的质量是指药材其自身的品质状况，其优劣直接关系到中药材疗效的好坏，从古至今一直是我国医药事业的关注点之一，如大家推崇的道地药材，是因为其产区历史悠久，所产药材质量优良；国家制定中药材的各级别质量标准是为了控制药材质量，保证人民用药安全；市场上出现的中药材规格等级则直接反映药材商品质量的优劣并且和价格直接挂钩。赤芍是我国一种重要的传统中药，它拥有悠久的药用历史，且使用范围广，疗效突出，深受患者认可。本章，我们从赤芍的历史传承（本草考证及道地沿革）、现行法定标准（《中国药典》）和药材市场（混伪品鉴别与商品规格等级）三个角度来评价赤芍药材质量优劣。

第一节　本草考证与道地沿革

本草考证，是指用考古的方法，从古代医药学典籍着手对中药材的基原、产地、真伪、质量、性味、功用等方面做的调查研究。本草考证不是简单地资料堆砌，而是要从生产实际中发现问题，从古代本草资料中捋清其发展脉络，寻求其历史原因，并提出去伪存真的正确合理见解。道地沿革属于本草考证的范畴范围内，重点是探究中药材的道地产区的变迁情况。对赤芍药材的本草考证与道地沿革研究，有助于我们弄清赤芍的基原、道地产地等相关本草信息，更好地指导目前的科学研究、临床用药和现代化生产。

我国早期，赤芍与白芍并无区分，皆以芍药统称。有关芍药的记载，最早见于

《神农本草经》："芍药，有小毒，味苦，平。治邪气腹痛，除血痹，破坚积，寒热，疝瘕，止痛，利小便，益气。生川谷及丘陵。"东汉时期著名中医张仲景所著《伤寒杂病论》中有芍药记载，全书共出现56次，使用较为频繁，可见芍药在当时是常用的临床药物[1]。魏晋南北朝时期《吴普本草》《名医别录》都有芍药临床使用记载，而同时期的《本草经集注》中有关芍药的增补内容有："今出白山、蒋山、茅山最好，白而长大，余处亦有而多赤，赤者小利。俗方以止痛，乃不减当归。道家亦服食之。又煮石用之"的记载，这是已知最早提及芍药有赤白之分的本草著作[2]。隋唐五代时期的《日华子本草》集诸家本草著作的内容，但此书早佚，后世《重修政和经史证类备用本草》引《日华子本草》文："赤色者多补气，白者治血。此便是芍药花根"，即赤芍多可补气，白芍多可治疗血液相关疾病。这便是芍药不同颜色根的作用。

唐代芍药在临床应用时已经区分赤芍和白芍，如孙思邈所著《备急千金要方》，王焘所著《外台秘要》中个别方剂已明确赤芍和白芍做区别使用，虽仅是只言片语，但是已经提到赤芍与白芍的功效不同。《经史证类备急本草》《神农本草经》《名医别录》《本草经集注》《新修本草》《日华子本草》《图经本草》《开宝本草》都开始注重赤芍与白芍之间所存在的功效上的差异[3-4]。成书于元代的《图经备要本草诗诀》为现存最早的本草歌诀全本，其中收录的歌诀中明确区分了赤芍与白芍的不同功效。这一时期，芍药在临床应用中区分赤芍与白芍的使用情况已经变得越来越多，很多方剂已经明确记载应该用的是赤芍还是白芍。如"赤芍药汤""如神散"等，而且也渐渐开始在药物形态与功效方面做系统的区分，同时对前期本草记载中的不足给予

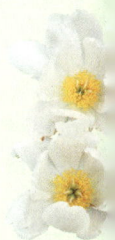

了纠正。明代本草著作中明确将芍药分为赤芍与白芍两种药物记载，这种分别记述的情况最早见于《滇南本草》，该书中虽记载内容较为简单，但意义仍十分重要，其后许多本草著作均分别记述赤芍与白芍，但两者内容多有相同之处，如归经、性味、宜忌等，只在主治功效方面有区别。清代多数本草著作将赤芍与白芍分别立项记载，且各个方面记载更加丰富，也更加重视赤芍与白芍的鉴别，但也有坚持将二者统一为芍药记载的本草著作。清代本草著作的一个特点就是试图明确赤芍与白芍辨别方法，方法不同，有依据花朵、根颜色加以鉴别，也有依据切片火酒润来鉴别的[5]。新中国成立以来，赤芍一直来源于毛茛科植物芍药（*P.lactiflora* PalL.）干燥的根，直到1990年出版的《中华人民共和国药典》，毛茛科植物川赤芍（*P.veitchii* Lynch.）干燥的根也被收录为正品赤芍来源。赤芍的道地产地一直不是很明确。

先秦时期的《山海经》曾有记载"绣山"（北次三经）、"僚谷之山"（中次五经）、"勾楠之山"（中次九经）、"洞庭之山"（中次十二经）"其草多芍药"，大约是秦岭以南一带和洞庭湖附近，由于《山海经》成书历史久远，版本众多，故其中记载的芍药分布区域仍需考证，但依据该书记载，我们推测当时芍药主要分布在晋冀以南，两湖以北，川陕以东的地区[6]。南北朝时期，陶弘景经归纳总结后认为芍药"生中岳（川谷）及丘陵"，"今出白山、蒋山、茅山最好"，由此推断，此时芍药多出自河南与江苏[7-9]。到了唐朝时期，《千金翼方》中记载：于"关内道鄜州"（今陕西富县），以及"西道商州"（今陕西商州）的芍药是进贡的佳品"[10]。而《新唐书地理志》记述的各州贡品中，芍药"胜州榆林郡"（今内蒙古鄂尔多斯）[11]。宋《证类本

草》中的芍药记载为"泽州芍药"，即今山西晋城地区[12]。《范子计然》则记载：（芍

药）出三辅（今陕西中部）[13]。可见当时唐宋时期芍药多出自陕西、内蒙古、山西等

地区。明朝时期，芍药普遍被细分为赤芍与白芍，但此时赤芍的道地产区并不明确，

首次记载是在《品汇精要》中，该书指出赤芍"茅山者最胜"[14]。之后，清末书籍

《医学衷中参西录》（1909）中记述了"赤芍出于北方关东三省，各山皆有，肉红皮赤，

其质甚粗，若野草之根"，《药物出产辨》（1930）有记载："赤芍原产陕西汉中府"[15]。

新中国成立以后《药材资料汇编》（1959）和《中药材手册》（1959）都记载内蒙古

多伦赤芍具有"糙皮粉碴"的性状，这是道地赤芍所具有的特征。总结这些记载后

可知，野生赤芍产地正在逐渐向北方迁移[16-17]。

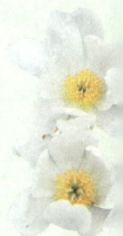

第二节　药典标准–赤芍

中药材属于药品范畴，是关乎人身体健康的特殊商品，《中华人民共和国药品管

理法》规定，药品必须符合国家药品标准（国家药典标准和部颁标准）或省、自治

区、直辖市的药品标准（地方标准）。地方标准又称为区域标准，它是对一些缺乏国

家和行业标准的中药材，在省、自治区、直辖市范围流通是所需要执行的标准，在

公布国家标准或者行业标准之后，该地方标准即废止。部颁标准也称行业标准，由

于是国务院行业主管部门颁布，所以称部颁标准。部颁标准收录的是临床需要或者

小品种，质量控制手段目前不是很完善的药品。当中药材的各项工艺稳定，在临床

上广泛适用，且质量可控后，该药材将被国家药典标准收录。国家药典标准（下简称药典），它是药品研制、生产、经营、使用和监督管理等均应遵循的法定依据。在各个标准中药典标准地位最高，法律效益最强，所有国家药品标准应当符合药典凡例及附录的相关要求。现行标准为2015年版《中国药典》，以下是该版药典一部对赤芍性状、鉴别、含置测定、炮制、性味与归经、功能与主治、用法与用量、注意事项、贮藏方法的规定。

本品为毛茛科植物芍药 *P.lactiflora* PalL.或川赤芍 *P.veitchi*i Lynch.的干燥根。春、秋二季采挖，除去根茎、须根及泥沙，晒干。

【性状】

本品呈圆柱形，稍弯曲，长5～40cm，直径0.5～3cm表面棕褐色，粗糙，有纵沟和皱纹，并有须根痕和横长的皮孔样突起，有的外皮易脱落。质硬而脆，易折断，断面粉白色或粉红色，皮部窄，木部放射状纹理明显，有的有裂隙。气微香，味微苦、酸涩。

【鉴别】

（1）本品横切面：木栓层为数列棕色细胞。栓内层薄壁细胞切向延长。韧皮部较窄。形成层成环。木质部射线较宽，导管群作放射状排列，导管旁有木纤维。薄壁细胞含草酸钙簇晶，并含淀粉粒。

（2）取本品粉末0.5g，加乙醇10ml，振摇5分钟，滤过，滤液蒸干，残渣加乙醇2ml使溶解，作为供试品溶液。另取芍药苷对照品，加乙醇制成每1ml含2mg的溶液，作为对照品溶液。照薄层色谱法（通则 0502）试验，吸取上述两种溶液各4μl，分别点于同一硅胶G薄层板上，以三氯甲烷-乙酸乙酯-甲醇-甲酸（40∶5∶10∶0.2）为展开剂，展开，取出，晾干，喷以5%香草醛硫酸溶液，加热至斑点显色清晰。供试品色谱中，在与对照品色谱相应的位置上，显相同的蓝紫色斑点。

【含量测定】　照高效液相色谱法（通则0512）测定。

色谱条件与系统适用性试验　以十八烷基硅烷键合硅胶为填充剂；以甲醇-0.05mol/L磷酸二氢钾溶液（40∶65）为流动相；检测波长为230nm。理论板数按芍药苷峰计算应不低于3000。

对照品溶液的制备　取经五氧化二磷减压干燥器中干燥36小时的芍药苷对照品适量，精密称定，加甲醇制成每1ml含0.5mg的溶液，即得。

供试品溶液的制备　取本品粗粉约0.5g精密称定，置具塞锥形瓶中，精密加入甲醇25ml，称定重量，浸泡4小时，超声处理20分钟，放冷，再称定重量，用甲醇补足减失的重量，摇匀，滤过，取续滤液，即得。

测定法：分别精密吸取对照品溶液与供试品溶液各10μl，注入液相色谱仪，测定，即得。

本品含芍药苷（$C_{23}H_{28}O_{11}$）不得少于1.8%。

饮片

【炮制】　除去杂质，分开大小，洗净，润透，切厚片，干燥。

本品为类圆形切片，外表皮棕褐色，切面粉白色或粉红色，皮部窄，木部放射

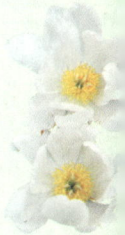

状纹理明显，有的有裂隙。

【含量测定】 同药材，含芍药苷（$C_{23}H_{28}O_{11}$）不得少于1.5%。

【鉴别】 同药材

【性味与归经】 苦，微寒。归肝经。

【功能与主治】 清热凉血，散瘀止痛。用于热入营血，温毒发斑，吐血衄血，目赤肿痛，肝郁胁痛，经闭痛经，癥瘕腹痛，跌扑损伤，痈肿疮疡。

【用法与用量】 6～12g。

【注意】 不宜与藜芦同用。

【贮藏】 置通风干燥处。

第三节　赤芍的混伪品鉴别与商品规格等级

中药是我国传统药物的总称，我国中药资源极其丰富，它在传统医药健康事业中有着十分重要的地位。我国中药来源十分广泛，常出现同名异物或同物异名的现象。同时，由于贵重中药较为稀有，也常有以假充真、以次充好的现象发生，再加上本草书籍中记载存在一定差异，使中药真伪优劣混淆。这些情况导致中药临床疗效打折，科学性也受到外界质疑，严重拖累了中医药在我国医药健康体系中发挥自身作用，也为中医药事业的发展增加了许多的阻碍。混伪品鉴别，是指对与中药正品外形相似或地区习用，异物同名，但化学成分、性味功效等方面不同，不能作正品中药入药的中药进行鉴别，以确定是否为正品中药。混伪品鉴别正是对中药进行去伪存真的过程，最终结果是保证了中药材临床用药的安全性和有效性。药材商品规格等级，是中药市场交易过程中自然形成的一种标准，用来评价中药材质量优劣，影响着同种药材价格高低，对促进中药材"优质优价"，方便、规范市场交易，以及对整个中药行业的发展具有重要意义。药材商品规格等级的制定，除了有助于实现赤芍的"优质优价"，也对明确中药质量优劣，达到临床用药更加有效和精准的效果。中药材的混伪品鉴别与商品规格等级制定对中医药事业会产生重要的影响。作为使用广泛，药用价值很高的药材，明确赤芍药材的真伪、正混以及商品规格等级对赤芍产业的发展十分重要。

一、赤芍的混伪品鉴别

市场上赤芍混伪品主要来源于草芍药（*P.obovata* Maxim.）及地榆（*Sanguisorba officinalis* L.）干燥的根，可通过性状特征、显微解剖特征、薄层色谱分析、色谱分析、DNA条形码等方法对它们进行比较鉴别，可有效进行区分。其中以性状鉴别方便实用，使用最为广泛，也较易掌握。显微解剖特征与薄层色谱分析鉴别相对简单，但需专业知识以及专业的器材才可进行，色谱、DNA条形码等技术进行鉴别，所需技术要求很强，鉴别成本昂贵，故不在此再作详述。

赤芍与其混伪品性状特征比较如下：

赤芍　呈圆柱形，稍弯曲，长5～40cm，直径0.5～3cm，外表面呈棕色或紫褐

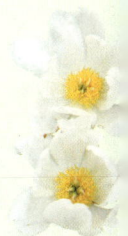

色，有皮孔，横向突起，外皮易脱落。质硬而脆，易折断。断面粉白色或粉红色，皮部窄，木部放射状纹理明显，有的有裂隙。气微香，味微苦、酸涩。

草芍药　呈类圆锥形，直径约至1.5cm。表面棕褐色或棕红色，有细密纵皱纹。质硬脆，断面皮部类白色，木部色较深，有放射状纹理。味微甜、涩。

地榆　呈不规则纺锤形或圆柱形，稍弯曲，长5～25cm，直径0.5～2cm，表面灰褐色至暗棕色，粗糙，有纵纹。质硬，断面较平坦，粉红色或淡黄色，木部略呈放射状排列。气微，味微苦涩[18]。

二、赤芍的商品规格等级

赤芍是著名野生地道中药材，应用历史悠久，用量较大、用途广泛且需求较为刚性，每年都有相当数量的出口。赤芍在过去按条粗细长短分为赤芍王、大赤芍、中赤芍、断赤、赤节等级别。以条粗长、断面粉白色，粉性大者为佳。在《现代中药材商品通鉴》中记录了赤芍地区分级以及出口分级规格。其中赤芍按地区的不同而进行地域分级如下。

1. 多伦赤芍

产于内蒙古多伦一带，质量为赤芍之最。其条粗长两头平，皮赤多脱，色粉白，质糯而脆，特名以多伦赤芍，以亦优于其他。又分为秃面、王、匀等档。

2. 西赤芍

多产于西北诸省，质量略次于多伦赤芍。

3. 会赤芍

产于西南诸省，又称川赤芍。质带硬性，肉色近淡红、黄白。

4. 京赤芍

又称北赤芍。纺锤形，皮黑褐色，内色白，粉性。质坚硬，折断有声。

优质赤芍不仅国内有刚性需求同时也畅销海外，在《现代中药材商品通鉴》一书中，将赤芍出口品按照以条粗长分为一等、二等、三等分成这三种等级，其具体内容如下：

一等　长度30cm以上，中间直径1.2cm以上，允许有直径够、长度不够，但长度不低于15cm者不超过6%。

二等　长度20cm以上，中间直径1～1.2cm，允许有直径够、长度不够，但长度不低于15cm者不超过6%。

三等　长度30cm以上，中间直径0.7～1cm，允许有直接够、长度不够，但长度不低于15cm者不超过6%。

另外在《七十六种药材商品规格标准》一书中将赤芍规格分为一等和二等两个等级，其分级如下：

一等　呈圆柱形，稍弯曲，表面暗棕色或紫褐色。体轻质脆，断面粉白色或粉红色，粉性足。长16cm以上。两端粗细较均匀，中部直径1.2cm以上。无疙瘩头、空心、须根、杂质、虫蛀、霉变。

二等　断面粉白色或粉红色，有粉性。长15cm以下，中部直径0.5cm以上，余与

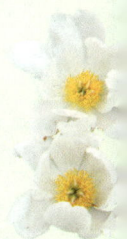

一等同。

现在所使用的规格等级同《七十六种药材商品规格标准》中相比将规格等级试划分为一等、二等及统装三个等级如下：

一等干货。呈圆柱形，稍弯曲，外表有纵沟或皱纹，皮较粗糙。表面暗棕色或紫褐色。体轻质脆。断面粉白色或粉红色，中间有放射状纹理，粉性足。气特异，味微苦酸。长16cm以上，两端粗细较匀，中部直径1.2cm以上。无疙瘩头、空心、须根、杂质、虫蛀、霉变。

二等干货。呈圆柱形，稍弯曲，外表有纵沟或皱纹，皮较粗糙。表面暗棕色或紫褐色。体轻质脆。断面粉白色或粉红色，中间有放射状纹理，有粉性。气特异，味微苦酸。长15.9cm以下，中部直径0.5cm以上。无疙瘩头、空心、须根、杂质、虫蛀、霉变。

川赤芍则均为统装。

内蒙古是赤芍道地药材分布的区域，根据其性状特征，内蒙古所产赤芍大体可分为一等、二等、三等这三个等级，其具体内容如下：

一等　长16cm以上，直径1.2cm以上，无疙瘩头、空心、须根、杂质、虫蛀、霉变。

二等　长10~16cm，直径0.7~1.2cm，无疙瘩头、空心、须根、杂质、虫蛀、霉变。

三等　长10cm以下，直径0.7cm以下，基本无疙瘩头、空心、须根、杂质、虫蛀、霉变。

注：允许有直径够、长度不够，但长度达不到规定范围的不超过10%。

参考文献

［1］胡晓峰. 试论伤寒杂病论的药学成就［J］. 药学通报. 1988，23（3）：161.

［2］吴普. 吴普本草［M］. 北京：人民卫生出版社，1987.

［3］苏敬. 新修本草［M］. 合肥：安徽科学技术出版社，1981.

［4］宋. 唐慎微撰. 重修政和经史证类备用本草［M］. 北京：人民卫生出版社. 1982.

［5］小熊亮子. 古代本草著作中白芍、赤芍之研究［D］. 北京中医药大学，2004.

［6］周红涛. 中药赤芍与白芍的道地性研究［D］. 中国中医科学院中药研究所，2002.

［7］梁·陶弘景编，尚志钧辑校. 名医别录［M］. 北京：中医古籍出版社，2005：40.

［8］梁·陶弘景编，尚志钧辑校. 本草经集注［M］. 北京：人民卫生出版社. 1994：267.

［9］刘晓龙，刘大培，尚志钧. 白芍、赤芍的本草考证［J］. 中国药学杂志. 1993. 28（10）：626-628.

［10］刘伯骥. 中国医学史（上册）［M］. 台北：华冈出版社. 1974：199-222.

［11］胡世林. 中国道地药材［M］. 哈尔滨：黑龙江科学技术出版社. 1989，581.

［12］宋·唐慎微撰. 尚志钧校点. 证类本草［M］. 北京：华夏出版社. 1993，223-224.

［13］谢宗万. 中药品种理论研究（上册）［M］. 上海：上海科学技术出版社. 1990，190-198.

［14］金卫国. 胡晓京. 韩宏伟. 白芍炮制的初步研究［J］. 中成药研究. 1987. 5：16-17.

［15］薛建海. 肖统海. 亳白芍各部位中的微量元素分析［J］. 中国中药杂志. 1991. 16（10）：613-614.

［16］中国药学会上海分会编. 药材资料汇编［M］. 科技卫生出版社，1959.

［17］中华人民共和国卫生部药政管理局. 中国药品生物制品检定所. 中药材手册（2版）［M］. 北京：人民卫生出版社，1990.

［18］国家中医药管理局《中华本草》编委会. 中华本草［M］. 上海：上海科技出版社，2005.

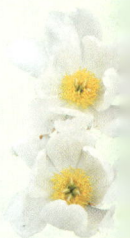

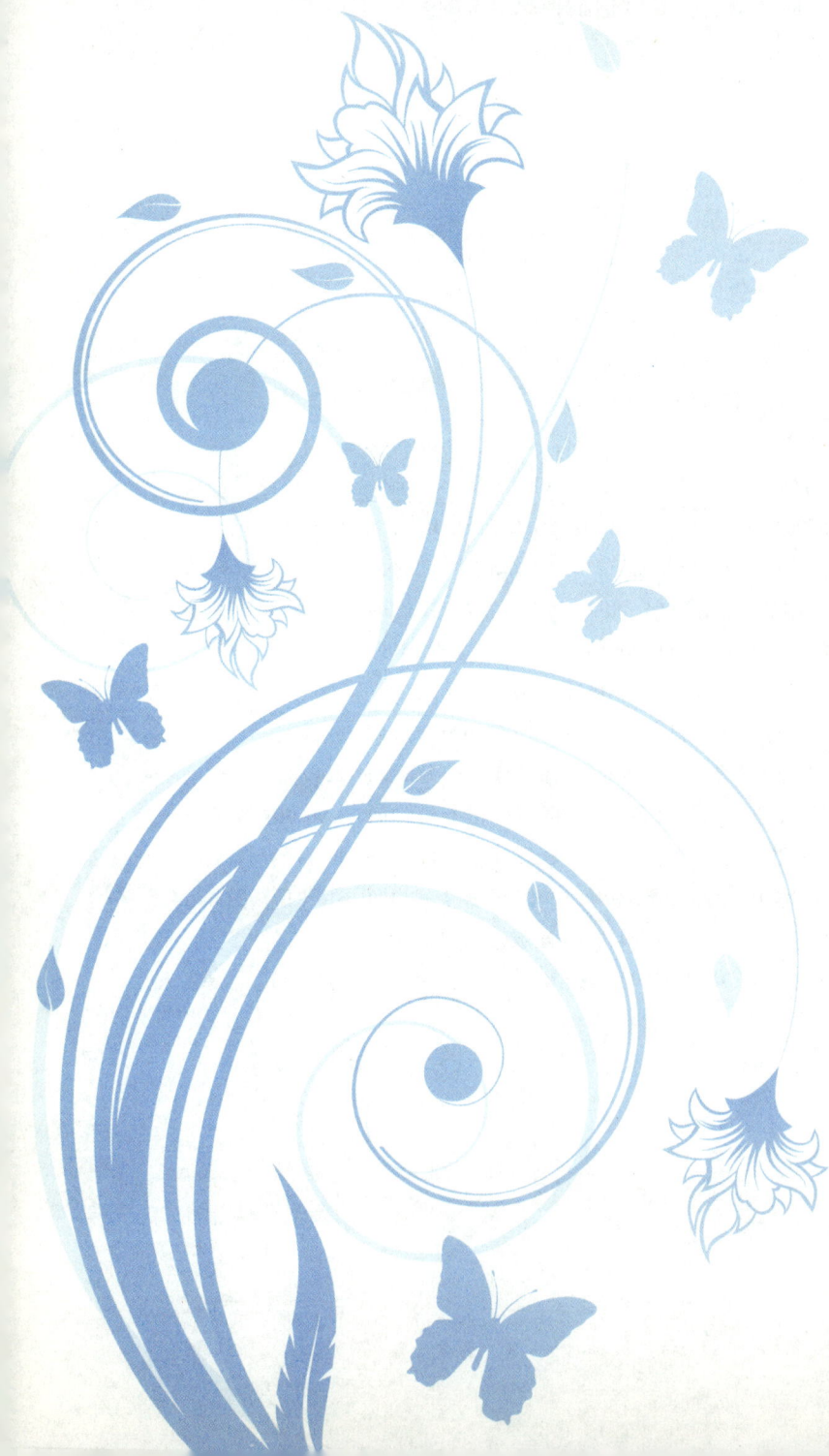

第6章

赤芍现代研究与应用

我国是世界上赤芍医用记录最早的国家，也是利用赤芍最多的国家。早在《五十二病方》中就记载了赤芍的方剂使用，用于治疗乌喙中毒和疽病，《神农本草经》中记载其"主邪气腹痛，除血痹，破坚积，寒热疝瘕，止痛，利小便、益气"。《中国药典》2015年版一部中记载，赤芍味苦，微寒。归肝经。具有清热凉血，散瘀止痛。用于热入营血，温毒发斑，吐血衄血，目赤肿痛，肝郁胁痛，经闭痛经，癥瘕腹痛，跌扑损伤，痈肿疮疡等功效，是我国传统的活血化瘀类中药。同时据现代研究发现，中药材的有效组分是中药材发挥药理作用的活性物质基础，同时也是药材质量检测的重要指标。目前赤芍在应用方面，除了应用于医药领域，还开发出多种赤芍保健品、食品、化妆品、植物源农药兽药以及园林绿化等。本章将从化学成分、药理作用以及现代应用情况三个方面对赤芍做进一步阐述。

第一节　赤芍的化学成分

中药材所含化学成分复杂，通常每一种药材都含有多种成分，其中有一部分具有明显药理活性，称为有效成分，是中药材临床应用的基础和保障，如黄连中抗菌消炎的小檗碱、麻黄中起平喘作用的麻黄碱等。中药成分的研究除了为临床用药提供科学依据外，对中药材的基原鉴定、质量控制以及其加工炮制、栽培引种、资源发掘等方面也均有重要意义。因此，在中药材的现代研究工作中，首先必须了解中药材的化学成分的组成、性质、分布等有关知识，中药材化学成分的研究是其他研究的基础和前提。近年来国内外学者对赤芍化学成分进行了深入系统的研究，结果表明赤芍化学成分复杂，主要包括萜类及其苷、黄酮及其苷、鞣质类、挥发油类等[1-4]，本节对其化学成分分类及组成进行简单叙述。

一、萜类及其苷

赤芍中含有70多种萜类化合物，总数约占赤芍总化学成分的65%[5]，是赤芍的主要药效成分，具有调节机体微循环，抑制血小板凝聚，抗血栓形成，改善血液流变学状态等功效。

（一）单萜及其苷

赤芍中所含的单萜及其苷类化合物主要分为具蒎烷结构和具内酯结构的单萜及其苷。目前，赤芍中的单萜及其苷类成分主要含有芍药苷（paeoniflorin）[6]，含量占总化学成分的3.5%～7.98%，羟基芍药苷（oxypaeoniflorin），含量占总化学成分的0.12%～0.21%[3]，其余还有苯甲酰羟基芍药苷（benzoyl paeoniflorin）、苯甲酰芍药苷（benzoyl paeoniflorin）、芍药内脂苷（albiflorin）[7]、邻羟基芍药苷、芍药苷元酮（paeoniflorigenone）[8]、paeonilactinone、没食子酰白芍苷（galloyl-albiflorin）、芍药新苷（lactiflorin）、β-蒎-10-烯基-β-巢菜苷（（Z）-（1S，5R）-β-pinen-10-yl-β-vicianoside）、苯甲酰基氧化芍药苷（6-O-β-D-glucopyranosyl-lactinolide）[7]、牡丹皮苷A、B、C、D、E、F、G、H、I、J（MudanpiosideA、B、C、D、E、F、

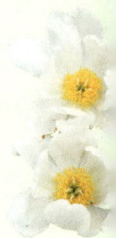

G、H、I、J）[9-10]、8-去苯甲酰芍药苷（8-debenzoyl paeoniflorin）、6′-O-香草基芍药苷（6′-O-vanillyl paeoniflorin）、3′, 6′-2-O-没食子酰芍药苷（3′, 6′-di-O-galloyl paeoniflorin）、没食子酰芍药苷（galloyloxy paeoniflorin）、没食子酰白芍苷（galloyl-albiflorin）等。

（二）三萜类

赤芍中含有多种三萜类化合物，约占总化学成分的1.5%。主要包括芍药二酮（palbinone）[11]、齐墩果酸（leanolic acid）、常春藤皂苷（hederagenin）、桦木酸（betulinic acid）、23-羟基白桦酸（23-hydroxybetulinic acid）[12]等。

二、挥发油

赤芍挥发油含量约占其总化学成分的0.06%，具有清凉热血、散瘀止痛的功效。通过气相色谱（GC）、GC-MS、气相色谱-质谱联用（IR）和核磁共振（NMR）等分析检测方法确定赤芍挥发油中含有40多种化合物[13]，其中主要成分是邻羟基苯甲醛（2-hydroxybenzaldehyde）、2-呋喃甲醛（2-furaldehyde）、苯同系物及脂肪烃等，其余含量较多还有苯甲酸苄酯（benzyl benzoate）、苯甲酸甲酯（4-isopropenylcyclohexenyl benzoic acid methyl ester）、棕榈酸乙酯（hexadecanoic acid ethyl ester）、Z-β-松油基苯甲酸脂（trans-β-terpinyl benzoate）、（Z, Z）-9, 12-十八碳烯酸（（Z, Z）-9, 12-Octadecadienoic acid methyl ester）、9, 12-十八碳烯酸（9, 12-Octadecadienoic acid ethyl ester）、油酸乙酯（ethyl oleate）、[1S-（1α, 2α,

5α）]–6，6–二甲基–二环［3.1.1］庚烷–2–甲醇（6，6–Dimethyl–bicyclo［3，1，1］heptane–2–methanol acetate）、十六烷酸乙酯（palmitic acid ethyl ester）、肉豆蔻酸（tetradecanoic acid）、4–Hexyl–2，5–dihydro–2，5–dioxo–3–furanacetic acid，十五烷酸（pentadecanoic acid）、棕榈酸（n–hexadecanoic acid）、（Z，Z）–9，12–亚油酸（（Z，Z）–9，12–octadecadienoic acid）、油酸（oleic acid）等[14–15]。

三、鞣质

赤芍中的鞣质类化合物与赤芍降血糖的作用有一定的相关性，总鞣质含量约占赤芍化学成分的4%，且主要为没食子鞣质。其中包括五没食子酰葡萄糖（pentagalloyl glucose）、六没食子酰葡萄糖（hexagalloyl glucose）、七没食子酰葡萄糖（heptagalloyl glucose）、氧化没食子酰葡萄糖（oxtagalloyl glucose）、去甲没食子酰葡萄糖（nonagalloylglucose）、1，2，3，6–4–O–没食子酰–β–D–葡萄糖（1，2，3，6–tetra–O–galloyl–β–D–glucose）、2–O–二没食子酰基–1，3，4，6–4–O–没食子酰基–β–D–葡萄糖（2–O–digalloyl–1，3，4，6–tetra–O–galloyl–β–D–glucose）、3–O–二没食子酰基–1，2，4，6–4–O–没食子酰基–β–D–葡萄糖（3–O–digalloyl–1，2，4，6–tetra–O–galloyl–β–D–glucose）、2，3–O–二没食子酰基–1，4，6–3–O–没食子酰基–β–D–葡萄糖（2，3–bis–O–digalloyl–1，4，6–tri–O–galloyl–β–D–glucose）、3–O–三没食子酰基–1，2，4，6–4–O–没食子酰基–β–D–葡萄糖（3–O–trigahoyl–1，2，4，6–tetra–O–galloyl–β–D–glucose）等[16–17]。

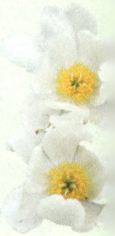

四、芳香酸类

赤芍中芳香酸类化合物占总化学成分的0.7%，具有明显的抗氧化活性[18]。目前共分离得到10余种芳香酸类化合物：没食子酸（gallic acid）[11]、苯甲酸（benzoic acid）、对羟基苯甲酸（*p*-hydroxybenzoic）[6]、棕榈酸（palmitic acid）[16]、香草酸（vanillic acid）、4，5-二羟基-3-甲氧基苯甲酸（4，5-dihydroxy-3-methoxybenzoic acid）、丁香酸（syringic acid）等[19]。

五、儿茶素类

赤芍中分离得到的儿茶素类化合物含量较少，占赤芍总化学成分的0.05%，是赤芍抗血小板聚集作用的主要化学成分[20]。赤芍中的儿茶素类化合物主要含有：儿茶素（catechin）[11]、儿茶素5-*O*-葡萄糖苷（catechin 5-*O*-glucoside）、儿茶素7-*O*-葡萄糖苷（catechin 7-*O*-glucoside）、儿茶素3′-*O*-葡萄糖苷（catechin 3′-*O*-glucoside）、儿茶素 4′-*O*-葡萄糖苷（catechin 4′-*O*-glucoside）、儿茶素7-*O*-葡萄糖苷（catechin 7-*O*-gallate）、3′（4′）-*O*-没食子酸酯（3′（4′）-*O*-gallate）和表儿茶素3-*O*-没食子酸酯（epicatechin 3-*O*-gallate）[19]。

六、花青素类

赤芍中的花青素类化合物有抗氧化和保肝的功效，约占赤芍化学成分的

0.03%。从赤芍中分离得到的花青素有：原花青素B-1（procyanidin B-1）、前花青素B-3（procyanidins B-3）、前花青素B-1，3-*O*-没食子酸酯（procyanidins B-1，3-*O*-gallate）、前花青素B-2，3′-*O*-没食子酸酯（procyanidins B-2，3′-*O*-gallate）和前花青素B-7（procyanidins B-7）等[19]。

七、其他

除上述的化学成分外，赤芍中含有β-谷甾醇（β-sitosterol）、肌醇（myoinostol）、胡萝卜苷（daucosterol）、腺苷（adenosine）、豆甾醇（stigmasterol），α-菠菜甾醇（α-spinasterol）、木栓酮（friedelin）、表木栓酮（epi-friedelanol）等[3]。

第二节　赤芍的药理功效

赤芍，性微寒，味苦，归肝经，具有清热凉血、散瘀镇痛等功效，临床上主要用于治疗肝炎、类风湿关节炎、心脑血管疾病等。现代药理学研究，赤芍有保护神经和心脏的作用、抗肿瘤、抗氧化、保护肝脏等多种药理作用，现简单介绍如下。

一、对心血管系统的作用

赤芍对心血管系统的作用主要体现在对抑制血管内膜增生、保持斑块稳定、保护心肌细胞、抗心肌缺血等方面。

（一）对血管内膜的作用

血管内膜增生是指由于血管内皮损伤、血管平滑肌细胞增生、细胞外基质沉积等所致的血管壁增厚和血管狭窄性心血管疾病。血管内膜增厚会导致血管弹性降低、脆性增高，从而引起血压升高和动脉粥样硬化等疾病[21]。朱慧民等[22]于2005～2009年先后通过对家兔血管内膜平滑肌细胞实验发现，赤芍可抑制动脉损伤后内膜的增生，可抑制兔颈动脉球囊损伤术后内膜增生速度，促进血管内皮功能恢复。由此可以说明赤芍有舒缓血管、减轻血管壁增厚的作用，在临床上可用于降压及防治在病人血管受损后血管壁增厚导致的高血压、动脉粥样硬化等疾病。

（二）保持斑块的稳定性作用

动脉粥样硬化是心血管病中常见且重要的一种，伴随着人们生活水平提高和饮食习惯改变，该病发病率日益增高。动脉粥样硬化是动脉壁上沉积了一层像小米粥样的脂类，使动脉弹性减低、管腔变窄的病变，其特征是动脉内膜斑块形成。稳定斑块，可以防止斑块由于不稳定出现裂缝、糜烂或破裂，从而形成血栓，导致急性心肌缺血甚至心肌梗死。张璐等[23]于2009年指出赤芍总苷可以通过抑制兔动脉硬化模型血管壁和血清中间充质溶解素-3（MMP-3）、间充质溶解素-9（MMP-9）的表达保持斑块的稳定。其作用机制是MMP-3和MMP-9与动脉粥样硬化斑块的稳定性密切相关，可通过减少斑块局部基质降解，增加胶原含量来保持斑块的稳定性，从而防止例如斑块内出血引发血管完全闭塞，导致急性供血中断；引起血管栓塞等斑块继发性病变。

（三）对心肌细胞的作用

赤芍对心脏的保护机制主要有避免氧化损伤、调节凋亡基因与促凋亡基因的表达以及维持细胞内外环境的平衡。其中氧化应激是由自由基在体内产生的一种负面作用，并被认为是导致衰老和疾病的一个重要因素。2012年龙建刚[24]等人对大鼠心肌缺血实验中发现赤芍总苷可通过调节多种心肌酶、脂质氧化产物（MDA）、超氧化物歧化酶（SOD）水平而发挥心肌保护作用。2004年莫晓燕团队发现赤芍总苷具有改善心内膜下层心肌缺血缺氧及抗氧化能力作用[25]，也具有抗凋亡作用[26]。

（四）抗心肌缺血的作用

心肌缺血是指心脏的血液灌注减少，导致心脏的供氧减少，心肌能量代谢不正常，不能支持心脏正常工作的一种病理状态。例如心绞痛、心肌梗死、缺血性心脏病甚至猝死等都与心肌缺血有关。2005年刘芬等人[27]通过实验结扎狗的冠状动脉前降支复制心肌缺血模型，发现实验组细胞损伤后，其血清各种心肌酶的活性明显升高，直至细胞死亡和组织坏死，总结出心肌酶的指标是细胞完全坏死前的改变，用赤芍总苷给药后梗死范围及各种酶类的数值改变明显低于对照组，证明了赤芍中的赤芍总苷具有抗心肌缺血的作用。

二、对肝脏的作用

肝脏是身体内以代谢功能为主的器官，并在身体里面扮演着去毒素，储存糖原

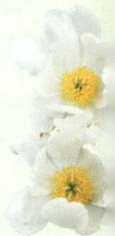

（肝糖），分泌性蛋白质合成等。肝脏疾患，如各型病毒型肝炎、肝硬化、肝脓肿、肝结核、肝癌、脂肪肝、肝豆状核变性等，临床表现为转氨酶升高、氧化应激异常、肝纤维化等现象，部分疾病伴有黄疸症状。赤芍中具有保肝活性的化学组分有芍药苷、棕榈酸乙酯、亚油酸乙酯。2010年罗琳等[28]研究发现赤芍总苷有退黄疸、降低转氨酶的作用。Li等[29]研究表明，赤芍水提取物可显著增加小鼠血清SOD和GSH-Px活性，降低MDA量，从而发挥抗氧化活性，对四氯化碳（CCl_4）诱导的肝损伤有一定的保护作用。赵艳玲等[30]于2013年还发现芍药苷可通过降低肝脏内MDA、活性氧等具有氧化作用的物质及增加抗氧化物质来避免肝氧化损伤。另外，赤芍还具有显著的抗肝纤维化作用[31]。

三、对肿瘤细胞的作用

肿瘤组织由实质和间质两部分构成，肿瘤实质是肿瘤细胞，是肿瘤的主要成分，具有组织来源特异性。肿瘤的间质起支持和营养肿瘤实质的作用，不具特异性，一般由结缔组织和血管组成，有时还可有淋巴管。恶性肿瘤也叫癌症，是目前危害人类健康最严重的一类疾病。赤芍可通过多种途径，如通过对免疫系统的调节，抑制肿瘤细胞的生长和转移，最终导致肿瘤细胞的凋亡。研究人员[32, 33]通过实验研究表明，赤芍总苷、赤芍水提物可以抑制肿瘤增殖并诱导肿瘤细胞的凋亡；此外，赤芍总苷还可抑制有害基因的表达并上调有益基因的表达。在免疫系统方面，赤芍总苷还可提高小鼠腹腔巨噬细胞（免疫细胞）吞噬指数，增强 B 细胞产生抗体的能力和

T淋巴细胞增殖能力，促进化疗后小鼠免疫力；同时还发现随着用药时间和药量的增加其效果也越好。

四、对神经系统的作用

赤芍对神经系统的作用主要体现在抗抑郁、改善学习记忆、治疗脑缺血损伤、治疗帕金森病等方面。

（一）抗抑郁作用

抑郁症又称抑郁障碍，以显著而持久的心境低落为主要临床特征，是心境障碍的主要类型。临床可见心境低落与其处境不相称，情绪的消沉可以从闷闷不乐到悲痛欲绝，自卑抑郁，甚至悲观厌世，可有自杀企图或行为。2009年崔广智[34]通过小鼠自主活动、强迫游泳不动时间、悬尾不动时间、对皮质酮致PC12细胞损伤的影响等实验，发现芍药苷具明显的抗抑郁作用，其机制可能与神经细胞保护作用有关。张永超等[35]于2013年研究发现赤芍总苷对于抑郁症的治疗有一定疗效，其可能机制包括提高单胺类神经递质含量抑制其氧化酶表达、调节下丘脑-垂体-肾上腺轴的功能异常、修复与保护受损神经元等多个方面起作用。

（二）改善学习记忆作用

王修银等[36]2011年通过对D-半乳糖（D-gal）诱导学习记忆功能低下衰老大鼠模型实验发现随着剂量的增加，赤芍总苷可抑制氧化应激损伤，降低早期糖基与脂质过氧化产物浓度，抑制应激醛糖还原酶活性，改善 D-gal 诱导衰老大鼠学习记忆

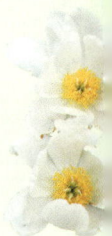

能力。研究还发现以赤芍的有效成分能够明显改善 β-淀粉样蛋白侧脑室注射小鼠和快速老化模型小鼠学习记忆功能的下降。

（三）治疗脑缺血损伤

2000年何丽娜等[37]通过应用组织培养法，制备多种大鼠神经细胞损伤模型。经形态学检查，赤芍总苷对脑缺血损伤模型大鼠神经细胞具有明显保护作用，能显著提高损伤模型中神经细胞存活数。马仁强等[38]于2005年通过实验发现脑是对缺氧最为敏感的器官，在脑缺血后短时间内三磷酸腺苷（ATP）、葡萄糖等减少，产生大量的自由基，MDA含量升高，赤芍总苷可通过保护脑组织中抗氧化酶的活性，抑制氧化反应，达到减缓自由基对脑组织损害的目的。

（四）治疗帕金森病

帕金森病，在医学上称为"原发性震颤麻痹"，又称"震颤麻痹"，是一种中枢神经系统变性疾病，特征性的表现是静止性震颤、肌肉僵直、步态和姿势障碍以及运动迟缓。在病程的中晚期，帕金森病的非运动症状如抑郁、便秘、睡眠障碍、认知损害等可能严重影响患者的生活质量。2006年Liu等[39]通过神经毒素（MPTP）诱导的帕金森病模型，并研究表明芍药苷降低MTPT诱导帕金森病小鼠的毒性，芍药苷可作为神经保护剂治疗帕金森病。之后人们还发现芍药苷可改善6-羟基多巴胺引起的神经损伤，但对多巴胺D_2受体无直接作用，可作为治疗帕金森病的一种潜在制剂。

五、对胃肠系统的作用

2000年Ono等[40]指出赤芍提取物五没食子酰葡萄糖（PGG）可抑制参与胃酸形成的酶，是一种潜在的胃酸分泌抑制剂。林彦君等[41]通过建立大鼠胃溃疡模型模拟胃黏膜血流量减少或供血不足导致的微循环障碍，使局部黏膜组织失去气血濡养，营养代谢障碍，黏膜防御因子减弱，使胃和十二指肠黏膜发生溃疡。发现赤芍总苷可促进胃肠平滑肌运动，改善胃黏膜的缺血状态，增强胃部微循环。

六、对血液系统的作用

药理学实验表明赤芍对血液系统的作用主要为抗凝血、抗血栓以及扩展血管的作用。王琳琳等[42]通过对大鼠模拟血瘀实验发现，赤芍总苷可以通过降低血小板、红细胞聚集，增强红细胞变形能力等达到减少血栓形成的作用。Jin等[43]通过对大鼠主动脉实验发现，赤芍的乙醇提取物可通过调节血管内膜依赖舒张功能达到扩展血管的作用。

七、对氧化应激反应的作用

氧化应激是指体内氧化与抗氧化作用失衡，倾向于氧化，导致中性粒细胞炎性浸润，蛋白酶分泌增加，产生大量氧化中间产物。氧化应激是由自由基在体内产生的一种负面作用，并被认为是导致衰老和疾病的一个重要因素。2011年张伟杰等

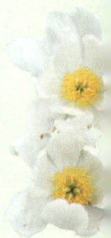

人[44]比较了川芎与赤芍多糖的生物活性，发现赤芍多糖在体外具有较强的抗氧化作用，对自由基与超氧阴离子的清除率和多糖浓度呈一定的量效关系。Luo等[45]于2013年发现赤芍具有较强的抗氧化作用，不仅减少氧化剂的产生，还能够调节抗氧化的防御目标系统并维持细胞能量学系统。还有学者指出[46]赤芍的乙醇提取物没食子酸、没食子酸甲酯可清除自由基，并对抗脂质过氧化反应，亦可抑制纤维细胞的DNA损伤。赤芍中的没食子酸丙酯同样具有抗氧化作用[47]。此外，研究发现赤芍可诱导血红素氧化酶-1的表达，提高SOD的活性，抑制脂质过氧化反应，对肺脏具有保护作用[48]。另有报道，赤芍提取物没食子酸芍药苷可抑制DNA氧化损伤[49]。

八、对炎症介质的作用

炎症的血管反应和白细胞反应都是通过一系列化学因子的作用实现的。参与和介导炎症反应的化学因子称为化学介质或炎症介质，有些致炎因子可直接损伤内皮，引起血管通透性升高，但许多致炎因子并不直接作用于局部组织，而主要是通过内源性化学因子的作用而导致炎症，故称为炎症介质。研究人员早在2004年就发现赤芍可减少鼻黏膜成纤维细胞中炎症介质的分泌，具有抗鼻炎的活性；并具有增加滑膜细胞的分泌和代谢的效果，并抑制其非正常增殖，降低成纤维细胞样滑膜细胞中炎症介质："血管表皮生长因子（VEGF）、碱性成纤维细胞生长因子（bFGF）、基质金属蛋白酶1（MMP-1）、MMP-3"的产生，从而对抗胶原诱导的关节炎。目前赤芍抗炎的化学成分及作用机制研究主要集中在芍药苷。芍药苷可抑制佐剂诱发的关节炎，主要是通过抑制滑骨细胞的非正常增值，减少滑骨细胞中炎症介质的产生；可改善过敏炎症反应。芍药苷可抑制促炎性介质有害介质上调，防止由缺血引起的脑损伤；芍药苷降低抗体表达，改善过度脱敏，从而降低炎症介质水平，达到抑制人类成纤维样滑膜增殖的目的。

九、对内毒素的作用

内毒素又称脂多糖（LPS），是革兰阴性菌体中存在的毒性物质的总称，由菌体裂解后释放出的毒素，其毒性成分主要为类脂质A，2005年Lv Genfa等[50]发现赤芍中的五没食子酰葡萄糖（PGG）还能够中和内毒素的有毒成分，降低血清内毒素和炎症介质的释放，从而达到治疗脓血症的目的。此外PGG体外、体内均表现出明显的抗内毒素作用，魏利召[51]通过不同产地及不同煎煮赤芍的方法来检测其对抗内毒素的作用，结果表明，川赤芍醇提取物的抗内毒素作用最强，其中PGG成分抗内毒作用较强。由此证明PGG为赤芍抗内毒素的有效部位，赤芍的挥发性部分及多糖部分未见有明显作用。

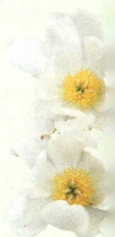

第三节　赤芍的应用

一、医药领域的开发利用

赤芍是我国著名野生道地中药材，始载于《本经》，列为中品，作为药物使用已有上千年历史。据统计，目前国内市场上以赤芍为主要原料开发了丸、膏、浆、冲剂、片、酒、油、散等10大类约有3000种（规格）的中成药，主要起到活血化瘀、保护肝细胞和脑细胞等作用，临床上主要用于病毒性肝炎，尤其是黄疸型肝炎，同时也用于过敏性紫癜、降血脂及动脉粥样硬化等疾病。2015年版《中国药典》一部收载含赤芍的中成药有人参再造丸、牛黄上清丸、气管炎橡胶膏、时疫瘟丸、散风活络丹、舒心宁片、心脑康、生尔发糖浆、治伤片、跌打万花油、五行散、生肌散、妇科补丸、女胜金丹、调经活血片、妇乐冲剂、产风丸、五福化毒丸、小儿金丸、参茸木瓜酒、追风活血膏、三宝丹、开光复明丸等23种，市场需求量巨大。

二、食品、保健食品的开发利用

研究表明赤芍具有多种保健功能，如提高抗缺氧能力、防血栓形成、功预防应激性溃疡、降低门静脉高压、解痉作用、抗血小板凝聚、提高胃液的酸度、增进食欲以及促消化等，因此赤芍在食品与保健食品行业中有着巨大的应用前景[52]。

赤芍用于药膳，如赤芍银耳饮，具有清肝泻火、滋阴润燥、补脾健胃、散瘀止痛、益气安眠的功效。

赤芍用于凉茶，如广东凉茶——丹皮赤芍茶，配方为赤芍、紫草各11g，牡丹皮14g，生地黄29g。用于清热解毒，凉血止血。适用于血小板减少性紫癜属血热发斑者；赤芍茶：赤芍10g，花茶3g，用于祛瘀止痛，凉血消肿；解痉，镇痛，降血压，抗惊厥，镇静，抗炎，抗溃疡等。赤芍的花常被办公室白领用来泡茶，具有促进新陈代谢，抑制脸上的暗疮，提高肌体免疫力，延缓皮肤衰老的作用。

三、化妆品的开发利用

化妆品是指以涂抹喷洒或者其他方法散布于人体表面，以达到清洁、美容、保养、修饰和改变外观，或以修饰人体气味为目的的化工产品。以赤芍及其提取物为主要营养源的赤芍化妆品于20世纪80年代进入国内市场，这种集天然性、营养性、药效性于一体的含有赤芍天然成分的化妆品一经上市。就得到了人们的广泛认可。

1. 美白祛斑产品

现代研究表明，皮肤色素沉着是由于人体黑色素细胞产生过多黑色素所致。酪氨酸酶是黑色素合成反应中不可缺少的关键酶，也是合成反应的限速酶。赤芍中富含芍药苷及黄酮类化合物，通过抑制酪氨酸酶的活性，可以减少黑色素的生成，达到美白祛斑的目的。同时赤芍还具有活血及抗氧化的作用，能增加毛细血管血流量，维持血管通透性，滋润皮肤、保持皮肤红润，清除皮肤中自由基，避免自由基对皮肤细胞的损伤，达到显著的美容效果。由于含有赤芍天然成分，可作为一种可长期使用的非激素增白祛斑美容产品。

2. 抑菌产品

赤芍中含有的芍药苷对多种病原微生物及致病性真菌有抑制作用，利用该作用，

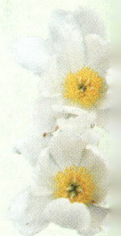

在洗手液中添加了赤芍、花木通等提取物，制成含中药成分的中药抑菌洗手液。普通的抑菌洗手液其中的抑菌成分多为有机化学成分，其对手部皮肤的伤害较大，而常规的中药抑菌洗手液的抑菌效果较差，中药抑菌洗手液具有稳定性好、抑菌效果强的特点，其中的中药提取成分显著地提高了其抑菌效果。

四、植物源农药、兽药的开发利用

1. 植物源农药

植物源农药是指利用植物根、茎、叶、花、果实和种子等部分浸提或分离得到的活性成分加工成的制剂，与化学农药相比，植物源农药具有以下优点：①具有多种生物活性，不仅具有杀虫活性，还兼有杀菌和刺激植物生长的活性；②对人畜及非靶标生物毒性相对较小，在环境中低残留，降解快，不污染环境；③害虫不易产生抗药性；④原料较易得到，可就地取材加工，成本较低。不足之处是一般无"快杀"作用，杀虫和杀菌作用不如化学药剂强、迅速，对光不稳定，活性成分易分解，持效期短[53]。

赤芍的根、茎、叶中均含有丰富的生物碱，具有较好的抗病毒作用。研究者在室温下加入样品量的6倍的分析甲醇浸泡干燥赤芍根、茎、叶72小时，浓缩后得到赤芍提取物，后配制成1mg/L的赤芍提取物稀释液喷洒含烟草花叶病毒的植株，发现赤芍的提取物对烟草花叶病的保护和治疗效果较明显，对烟草花叶病毒具有显著的抑制作用[54]。

目前关于赤芍提取物对烟草花叶病毒的抑制作用已经被人们所知，但由于赤芍根一般为4～5年进行采收，市场价格偏高，其茎叶虽也具有一定的抗病毒作用，但生物碱含量较低，作为植物源农药应用到实际生产中成本过高，但因为其治疗效果不亚于化学合成制剂，并且不会造成环境污染和毒性残留，如果能在研究出其提取物对烟草花叶病毒（TMV）抑制作用的基础上，深入分析其抗病毒有效成分，并运用中药复方理论，对效果较好的植物提取物按比例进行复配，开发出更稳定、高效、可供农业生产上实际应用的复方赤芍植物源农药，那其应用前景就更广阔，使用价值就更加巨大。

2. 植物源兽药

植物源兽药是指应用纯天然植物预防和治疗畜禽疾病，或促进动物生长的药物。由于植物源兽药不会产生危害人体健康的药物残留，炮制后的中草药毒副作用与化学药剂相比相对较小，并且不会产生细菌抗药性，所以受到了广大消费者及畜禽养殖者的欢迎。

诸多实践经验证明，中草药与西药二者有机地结合在一起，取长补短，效果更佳。中西药结合添加剂是适合当前形势发展的新型添加剂，具有更加广阔的市场和发展前景。广西大学研制出多个赤芍与氟喹诺酮类抗菌药、磷霉素、阿米卡星等抗菌药相结合的畜禽用复方药物，研究证明，抗菌药中加入赤芍后，能够抑制细菌对抗菌药的耐药性，从而提高抗菌药的治疗效果。按常规方法将该复方药物制成散剂、片剂、口服液或颗粒剂，再添加到畜禽饲料中进行饲喂，可大幅降低用药成本和药

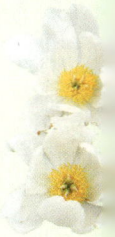

物残留，为养殖户创造更高的经济效益，同时也确保了食品安全。

五、其他

为了能够充分利用赤芍，增加其产品附加值，赤芍药材提取完有效成分之后的废料，可以通过分步生物转化和多产物联产，以达到能量和物质的梯级转化，实现赤芍残渣的高效和高附加值利用。目前常见的废料利用方法主要是用于食用菌的种植产业，制成食用菌的栽培基质，进行食用菌生产。赤芍因其花色粉红，鲜艳如牡丹，花期为5～6月，花香沁人心脾，并且香气远溢。使赤芍成为一种重要的美化植物，在庭院、社区、厂区、街道、公路两侧均可栽植。

参考文献

［1］杨昌林. 赤芍商品药材调查及品质评价研究［D］. 成都中医药大学，2011.

［2］王云涛，王莉梅，金向群. 赤芍的高效液相指纹图谱及液–质联用分析［J］. 中成药，2010，32（7）：1089–1092.

［3］阮金兰，赵钟祥，曾庆忠，等. 赤芍化学成分和药理作用的研究进展［J］. 中国药理学通报，2003，19（9）：965–970.

［4］陆小华，马骁，王建，等. 赤芍的化学成分和药理作用研究进展［J］. 中草药，2015，46（4）：595–602.

［5］朱金芳，马生军，包晓玮，等. RP–HPLC法测定赤芍总苷原料中芍药苷和赤芍总苷的含量［J］. 中国药房，2011，22（7）：623–625.

［6］张晓燕. 芍药的化学成分研究［D］. 沈阳药科大学，2001.

［7］Shibutani S, Nagasawa T, Oura H, et al. Effect of extract from Paeoniae Radix on urea–nitrogen concentration in rat serum. I［J］. Chemical & Pharmaceutical Bulletin, 1981, 29（3）: 874.

［8］Yoshikawa M, Harada E, Kawaguchi A, et al. Absolute stereostructures of paeonisuffrone and paeonisuffral, two new labile monoterpenes, from Chinese Moutan Cortex［J］. Chemical & Pharmaceutical Bulletin, 2008, 41（3）: 630–632.

［9］李秀玲, 肖红斌, 胡皆汉, 等. 液相色谱/质谱/质谱联用鉴定赤芍中的一种新化合物［J］. 分析化学, 2003, 31（3）: 329–331.

［10］Lin H C, Ding H Y, Wu T S, et al. Monoterpene glycosides from Paeonia suffruticosa［J］. Phytochemistry, 1996, 41（1）: 237–242.

［11］Shimizu M, Hayashi T, Morita N, et al. The structure of paeoniflorigenone, a new monoterpene isolated from paenoiae radix［J］. Chemical & Pharmaceutical Bulletin, 1983, 31（2）: 577–583.

［12］Braca A, Kiem P V, Yen P H, et al. New monoterpene glycosides from Paeonia lactiflora［J］. Fitoterapia, 2008, 79（2）: 117–120.

［13］刘玉峰, 刘洋, 潘明辉, 等. 赤芍挥发油成分的GC–MS分析［J］. 中国药房, 2011, 31（27）: 2543–2545.

［14］赵朕雄, 冯茹, 符洁, 等. GC–MS联用法分析不同产地白芍和赤芍挥发油成分［J］. 药物分析杂志, 2015, 35（4）: 627–634.

［15］赵金尧, 陈春保, 杨辉. 赤芍及其相关药对中挥发油成分的研究［J］. 广州化学, 2005, 30（3）: 35–38.

［16］向楚兵, 陈林, 陈鸿平, 等. 赤芍二基原药材总酚与鞣质的含量测定及其比较研究［J］. 中药与临床, 2011, 2（1）: 42–45、60.

［17］叶瑾, 金向群, 刘永刚, 等. 赤芍注射液除鞣质工艺的研究［J］. 中成药, 2006, 28（10）: 1524–1526.

［18］唐于平, 黄美艳, 张彦华, 等. 四物汤类方与组方药材及其所含主要芳香酸体外抗氧化活性比较与量效关系研究［J］. 中国中西医结合杂志, 2012, 32（1）: 64–67.

［19］Ding H Y, Wu Y C, Lin H C, et al. Glycosides from Paeonia suffruticosa［J］. Chemical & Pharmaceutical Bulletin, 1999, 47（5）: 652–655.

［20］热娜·卡斯木, 王慧, 王晓梅, 等. 新疆赤芍抗血小板聚集作用及其不同组分分析［J］. 中国药学杂志, 2014, 49（13）: 1109–1112.

［21］魏立春, 邢壮杰, 赵晖, 等. 血管内膜增生的机制研究进展［J］. 大连大学学报, 2010, 31（6）: 92–95.

［22］朱慧民, 金国健, 林福禧. 赤芍对家兔血管内膜平滑肌细胞增生的影响［J］. 中国中医急症, 2005, 14（4）: 349–350.

［23］张璐, 薛梅, 马晓娟, 等. 赤芍川芎有效部位对兔动脉粥样硬化基质金属蛋白酶的影响［J］. 中国中西医结合杂志, 2009, 29（6）: 514–518.

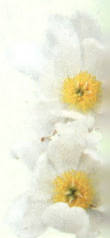

［24］Long J, Gao M, Kong Y, et al. Cardioprotective effect of total paeony glycosides against isoprenaline-induced myocardial ischemia in rats［J］. Phytomedicine International Journal of Phytotherapy & Phytopharmacology, 2012, 19（8-9）: 672-676.

［25］莫晓燕, 黄海霞, 洪喻, 等. 赤芍总苷对培养乳鼠心肌细胞损伤的抗氧化作用［J］. 中国药理学通报, 2004, 20（10）: 1119-1121.

［26］黄海霞, 莫晓燕, 杜晓阳, 等. 赤芍总苷对培养乳鼠心肌细胞损伤后细胞凋亡的影响［J］. 时珍国医国药, 2005, 16（10）: 963-965.

［27］刘芬, 王秋静, 吕文伟, 等. 赤芍总苷对犬急性缺血心肌的保护作用［J］. 中国组织工程研究, 2005, 9（31）: 136-138.

［28］罗琳, 窦志华, 吴锋, 等. 赤芍总苷退黄降酶的作用及机制研究［J］. 中国现代应用药学, 2010, 27（4）: 285-288.

［29］Li R, Guo W, Fu Z, et al. Hepatoprotective action of Radix Paeoniae Rubra aqueous extract against CCl4-induced hepatic damage.［J］. Molecules, 2011, 16（16）: 8684-8694.

［30］Zhao Y, Zhou G, Wang J, et al. Paeoniflorin protects against ANIT-induced cholestasis by ameliorating oxidative stress in rats［J］. Food & Chemical Toxicology An International Journal Published for the British Industrial Biological Research Association, 2013, 58（7）: 242-248.

［31］Chu D, Du M, Hu X, et al. Paeoniflorin attenuates schistosomiasis japonica-associated liver fibrosis through inhibiting alternative activation of macrophages［J］. Parasitology, 2011, 138（10）: 1259-1271.

［32］Xu H Y, Chen Z W, Wu Y M. Antitumor activity of total paeony glycoside against human chronic myelocytic leukemia K562 cell lines in vitro and in vivo.［J］. Medical Oncology, 2012, 29（2）: 1137-1147.

［33］许惠玉, 官杰, 吴艳敏, 等. 赤芍总苷对环磷酰胺免疫抑制小鼠免疫功能的影响［J］. 齐齐哈尔医学院学报, 2010, 31（20）: 3193-3195.

［34］崔广智. 芍药苷抗抑郁作用的实验研究［J］. 现代药物与临床, 2009, 24（4）: 231-233.

［35］张永超, 黄世敬. 芍药抗抑郁作用机制探析［J］. 环球中医药, 2013, 6（10）: 795-798.

［36］王修银, 成文利, 邝少松, 等. 赤芍总苷改善D-半乳糖诱导衰老大鼠学习记忆能力及机制［J］. 广州医药, 2011, 42（6）: 41-45.

［37］何丽娜, 杨军, 何素冰, 等. 赤芍总苷对原代培养大鼠神经细胞损伤模型的保护作用［J］. 中国临床药理学与治疗学, 2000, 5（1）: 28-31.

［38］马仁强, 陈健文, 庞建新, 等. 赤芍总苷对沙土鼠全脑缺血再灌注损伤的保护作用［J］. 南方医科大学学报, 2005, 25（4）: 471-473.

［39］Liu H Q, Zhang W Y, Luo X T, et al. Paeoniflorin attenuates neuroinflammation and dopaminergic neurodegeneration in the MPTP model of Parkinson's disease by activation of adenosine A1 receptor［J］. British Journal of Pharmacology, 2006, 148（3）: 314-325.

［40］Ono K, Sawada T, Murata Y, et al. Pentagalloylglucose, an antisecretory component of Paeoniae radix, inhibits gastric H⁺, K–ATPase［J］. Clinica chimica acta; international journal of clinical chemistry, 2000, 290（2）: 159–67.

［41］林彦君，章津铭，瞿燕，等. 赤芍总苷对实验性大鼠胃溃疡模型的影响［J］. 中国实验方剂学杂志，2010，16（6）: 215–217.

［42］王琳琳，丁安伟. 赤芍总苷对大鼠血瘀证模型的影响［J］. 南京中医药大学学报，2011，27（6）: 552–554.

［43］Jin S N, Wen J F, Wang T T, et al. Vasodilatory effects of ethanol extract of Radix Paeoniae Rubra and its mechanism of action in the rat aorta［J］. Journal of Ethnopharmacology, 2012, 142（1）: 188.

［44］张伟杰，王鹏，杨明俊，等. 川芎、赤芍多糖活性分析及其比较［J］. 中药材，2011，34（10）: 1569–1574.

［45］Luo C, Wang H, Chen X, et al. Protection of H9C2 rat cardiomyoblasts against oxidative insults by total paeony glucosides from Radix Paeoniae Rubrae［J］. Phytomedicine International Journal of Phytotherapy & Phytopharmacology, 2013, 21（1）: 20.

［46］Lee S C, Kwon Y S, Son K H, et al. Antioxidative constituents from Paeonia lactiflora［J］. Archives of Pharmacal Research, 2005, 28（7）: 775–83.

［47］Garrido J, Garrido E M, Borges F. Studies on the Food Additive Propyl Gallate: Synthesis, Structural Characterization, and Evaluation of the Antioxidant Activity［J］. Journal of Chemical Education, 2012, 89（1）: 130–133.

［48］Chang C, Fan Z, Xia Z Y, et al. Protective effects of pretreatment with Radix Paeoniae Rubra on acute lung injury induced by intestinal ischemia reperfusion in rats［J］. Chinese journal of traumatology, 2008, 11（1）: 37–41.

［49］Okubo T, Nagai F, Ushiyama K, et al. P XVII B. 34–P XVII B. 34 The inhibitory effects of Moutan Cortex and Paeoniae on Radix on oxidative DNA damage by t–butylhydroquinone, phenolic antioxidant［J］. Mutation Research/fundamental & Molecular Mechanisms of Mutagenesis, 1997, 379（1）: 178.

［50］Genfa L; Jiang Z; Hong Z; Yimin Z; Liangxi W; Guo W; Ming H; Donglen J; Lizhao W. The screening and isolation of an effective anti–endotoxin monomer from Radix Paeoniae Rubra using affinity biosensor technology［J］. International Immunopharmacology, 2005, 5（6）: 1007–1017.

［51］魏利召. 赤芍拮抗内毒素活性物质的分离及生物学活性研究［D］. 第三军医大学，2005.

［52］郭景丽. 论赤芍的开发价值以及栽培技术［J］. 中国保健营养，2016，26（27）: 335–336.

［53］绍玫. 植物源无公害农药研究开发现状［J］. 江西农业大学学报，2000，22（1）: 140–142.

［54］林中正，谢娇枚，李基光，等. 抑制烟草花叶病毒活性植物的筛选［J］. 中国烟草科学，2013，34（6）: 89–92.

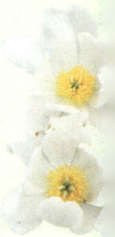

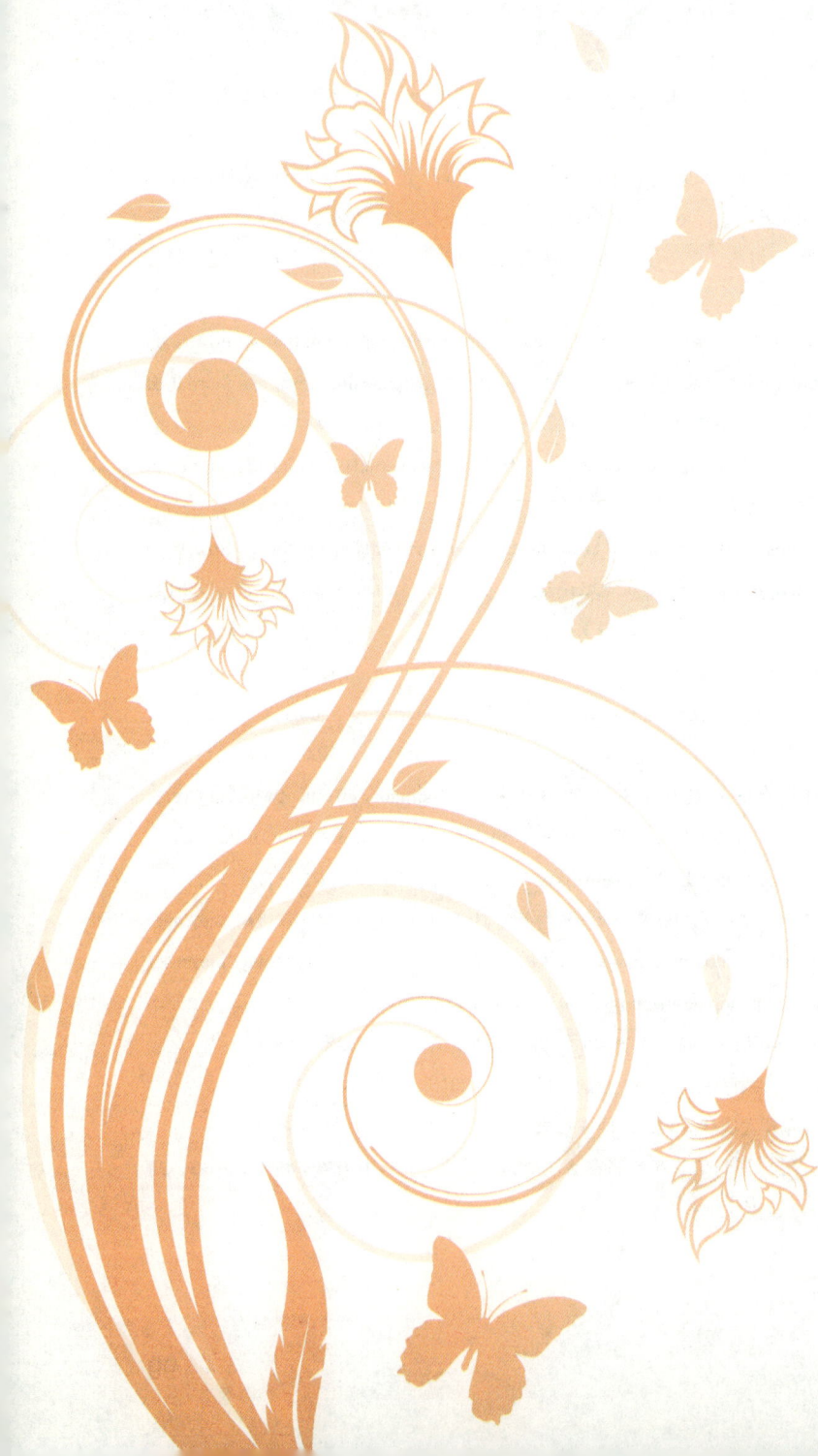

附　录

附表1　计量单位表

法定计量单位	英文名称	中文名称
长度	m	米
	cm	厘米
	mm	毫米
	μm	微米
体积	L	升
	ml	毫升
	μl	微升
质（重）量	kg	千克
	t	吨
	g	克
	mg	毫克
温度	℃	摄氏度
试液的浓度	mol/L	摩尔/升
	mg/L	毫克/升
时间	d	天
	h	小时
	min	分钟

附表2　专业术语表

名称	名称解释
生物学特性	是指植物生长发育、繁殖的特点和有关性状，如种子发芽，根、茎、叶的生长，花果种子发育、生育期、分蘖或分枝特性、开花习性、受精特点、各生育时期对环境条件的要求等

名称	名称解释
轮作	是用地养地相结合的一种生物学措施
分株繁殖	就是将花卉的萌蘖枝、丛生枝，吸芽，匍匐枝等从母株上分割下来，另行栽植为独立新植株的方法，一般适用于宿根花卉
胚珠	为子房内着生的卵形小体，是种子的前体，为受精后发育成种子的结构
木射线	是位于形成层以内次生木质部中的维管射线，在木材中起横向输导和贮藏养分的作用
花粉败育	是指由于种种内在和外界因素的影响，使花药中产生的花粉不能正常发育的现象
有性繁殖	又称种子繁殖，是指利用雌雄受粉相交而结成种子来繁殖后代的方法
无性繁殖	由植物体的营养器官（根、叶、茎）和花芽、花药、雌配子体等材料产生出新个体的生殖方式
芽头繁殖	是指利用植物未发育成茎叶的嫩尖而进行繁殖的一种繁殖方式，属于无性繁殖的一种
分根繁殖	是指分割植物根的一部分，直接埋入地中以进行繁殖的方法，属于无性繁殖的一种
本草	中药的统称，也指记载中药的书籍
道地药材	是指在一特定自然条件、生态环境的地域内所产的药材，因生产较为集中，栽培技术、采收 加工也都有一定的讲究，以致较同种药材在其他地区所产者品质佳、疗效好。道地，也就是地道，也即功效地道实在，确切可靠
药材商品规格	是指反映中药材商品性质、品质等的一系列指标
药材商品等级	是中药市场交易过程中自然形成的一种标准，用来评价中药材质量优劣，影响着同种药材价格高低，对促进中药材"优质优价"，方便、规范市场交易，以及对整个中药行业的发展具有重要意义
干货	指脱水后的药材
混伪品	是指与中药正品外形相似或地区习用，异物同名，但化学成分、性味功效等方面不同，不能作正品中药入药的中药品种
超氧化物歧化酶	（Superoxide Orgotein Dismutase，SOD），别名肝蛋白、简称：SOD。SOD是一种源于生命体的活性物质，能消除生物体在新陈代谢过程中产生的有害物质
谷胱甘肽过氧化物酶	（Glutathione peroxidase，GSH-Px）是机体内广泛存在的一种重要的过氧化物分解酶
丙二醛	生物体内，自由基作用于脂质发生过氧化反应，氧化终产物为丙二醛，会引起蛋白质、核酸等生命大分子的交联聚合，且具有细胞毒性
PC12细胞	是一个常用的神经细胞株
三磷酸腺苷（ATP）	是以次黄嘌呤核苷酸为底物，经生物发酵的技术制得的高能化合物，三磷酸腺苷是体内组织细胞一切生命活动所需能量的直接来源
自由基	化学上也称为"游离基"，是指化合物的分子在光热等外界条件下，共价键发生均裂而形成的具有不成对电子的原子或基团